FINIES LES PHOBIES

Avertissement

L'équipe de rédaction des Éditions Cardinal est composée de journalistes et d'auteurs soucieux de fournir aux lecteurs les informations les plus récentes et les plus éclairées en matière de santé. Tous s'appuient sur des données validées par les groupes de recherche et les spécialistes les plus respectés. Toutefois, ces informations ne sauraient remplacer le médecin lorsqu'il s'agit de poser un diagnostic, de donner un avis médical ou de prescrire un traitement à un patient. C'est la raison pour laquelle l'éditeur décline toute responsabilité dans l'usage que pourraient faire les lecteurs des produits et conseils mentionnés. La personne qui suivra les recommandations de cet ouvrage le fera sous sa seule responsabilité.

François Martel

FINIES LES PHOBIES

Guide pour se guérir de la phobie sociale, du trouble panique avec agoraphobie et autres phobies

les éditions cardinal

François Martel

Finies les phobies

Conception graphique : Luc Sauvé
Révision : Denis Poulet

Nous reconnaissons avoir reçu l'aide financière du gouvernement du Canada par l'entremise du Programme d'aide au développement de l'industrie de l'édition (PADIÉ), ainsi que l'aide du gouvernement du Québec – Programme de crédits d'impôts pour l'édition de livres et Programme d'aide à l'édition et à la promotion – Gestion SODEC.

ISBN : 978-2-920943-97-1

Dépôt légal – Bibliothèque Nationale du Canada, 2010
Bibliothèque Nationale du Québec, 2010

Les Éditions Cardinal
11-38, Place du commerce
Division 538
Île-des-Sœurs, QC
H3E 1T8
www.editions-cardinal.ca

Imprimé au Canada

INTRODUCTION

Soudain une peur vous assaille. Vous ressentez une douleur dans la poitrine, avez le souffle coupé, vous sentez étourdi, et il vous semble que tout ça est irréel. Ne sachant trop ce qui se passe, vous paniquez et n'avez qu'une idée en tête : quitter les lieux le plus vite possible. Après quelques minutes, loin de l'endroit où vous étiez, tout rentre dans l'ordre et les malaises ressentis antérieurement sont disparus.

Que s'est-il passé? Probablement une crise de panique provoquée par un problème psychologique que l'on nomme *trouble panique avec agoraphobie.*

Mais d'où provient ce trouble? Il peut être causé par une accumulation de stress, soit au travail, soit à la maison dans votre relation conjugale ou familiale. Il peut aussi être la conséquence d'un état d'anxiété ou d'angoisse. Ou encore trouver ses racines dans vos antécédents familiaux ou d'autres facteurs prédisposants. Les causes du trouble panique avec agoraphobie sont variées, mais n'ayez pas peur, ça se soigne.

Il en va de même pour la phobie sociale, c'est-à-dire la peur des autres. Les troubles physiques ressentis lors d'une crise de panique en présence d'autres personnes sont identiques aux symptômes du trouble panique avec agoraphobie. Les causes de cette phobie sont généralement différentes, même si elles peuvent parfois se recouper, mais l'espoir demeure le même : ça se soigne aussi.

Il y a bien d'autres phobies qui donnent lieu à toutes sortes de malaises. La plupart ne sont pas aussi dramatiques que le trouble panique avec agoraphobie et la phobie sociale, mais certaines peuvent être très contraignantes ou très gênantes. Par exemple, la claustrophobie, c'est-à-dire la peur des espaces clos. Une personne claustrophobe évitera autant que possible les endroits où elle se sent enfermée, par exemple les ascenseurs, mais si elle travaille au dernier étage d'un immeuble à bureaux qui en compte trente, elle risque d'y laisser sa santé.

Les phobies ne sont pas toutes oppressantes. Certaines relèvent plus de l'anecdote que d'un véritable trouble psychologique. La météorophobie (peur des météores), la pogonophobie (peur des barbes) ou la triskaïdékaphobie (peur du chiffre 13) font davantage sourire qu'inquiéter. Mais, une fois exclues les phobies les plus rares ou qui ne peuvent se manifester que dans de rares occasions, on doit admettre que c'est un problème qui peut lourdement handicaper certaines personnes et même avoir des conséquences graves sur la santé mentale et physique, ainsi que sur l'entourage.

On estime qu'environ 7 % de la population nord-américaine souffre de différentes phobies contraignantes. Certaines personnes n'arrivent plus à sortir pour faire leurs courses tellement la peur les tourmente. Elles demeurent recluses, s'imaginant les pires scénarios si elles mettent le nez dehors. D'autres sont incapables de traverser un pont ou encore de consommer certains aliments, de peur de s'étouffer et d'en mourir.

Si vous êtes aux prises avec une phobie affectant votre qualité de vie, quelle que soit cette phobie, ce livre est pour vous. Vous y trouverez non seulement beaucoup d'informations sur les phobies en général (manifestations, causes et développement), mais aussi de précieux conseils pour arriver à maîtriser votre phobie particulière et, surtout, en guérir. Nous consacrons en outre un chapitre aux peurs et phobies chez les enfants.

Chapitre 1

LA PHOBIE : AU CŒUR DE LA PEUR IRRATIONNELLE

QU'EST-CE QU'UNE PHOBIE?

Selon le *Petit Larousse*, une phobie est « une crainte déraisonnable à l'égard d'objets, de situations ou de personnes, dont le sujet reconnaît le caractère injustifié, mais qu'il ne peut surmonter ». Il existe grosso modo deux types de phobies : les phobies simples et les phobies complexes. Et les deux ont des conséquences variables quant à la qualité de vie des personnes qui en sont affectées.

Dans le cas des phobies simples, le sujet ressent une peur angoissante devant un objet ou un animal, mais la perturbation cesse une fois qu'il s'en est éloigné. Par exemple, certaines personnes peuvent avoir une peur bleue des araignées sans en être nécessairement affectées dans leur vie de tous les jours. Elles éviteront tout simplement d'être en présence de cet animal, ce qui leur permettra de vaquer à leurs occupations en toute tranquillité. Il peut cependant arriver que la peur des araignées porte l'arachnophobe (c'est le nom qu'on donne à celui qui a la phobie des araignées) à inspecter périodiquement chaque recoin des pièces de la maison, de crainte d'être surpris par l'une d'entre elles.

Dans le cas des phobies complexes, toute la vie peut en être affectée si le trouble perdure. Nous parlons ici principalement de la phobie sociale et du trouble panique avec agoraphobie. Contrairement aux phobies simples, les phobies complexes sont déclenchées par des impulsions moins précises, parfois extérieures, parfois intérieures, et elles sont plus difficiles à évaluer et à traiter.

Mais quel que soit le type de phobie, il y a un point commun : son caractère irrationnel. En réalité, toute phobie est une peur irrationnelle, sans véritable fondement, alors que la peur que l'on ressent devant un danger réel est rationnelle, tout à fait naturelle et… souhaitable. À titre d'exemples, citons la peur de traverser un pont en bon état (peur irrationnelle de type phobique) et la présence soudaine d'un chien menaçant (peur rationnelle). Dans le premier cas, le sujet « imagine » une menace imminente mais fort peu probable, l'écroulement du pont par exemple, alors que dans le deuxième cas, ladite menace est bien réelle.

LA PEUR RÉELLE

La phobie est donc une peur. Mais qu'est-ce que la peur? C'est, dans l'ordre naturel des choses, une réaction tout à fait normale qui peut se révéler un atout indispensable, voire vital, pour tout être humain. Elle est en réalité un signal d'alarme. Elle nous amène à prendre conscience qu'un danger ou une menace peut mettre notre sécurité ou notre vie en danger.

La peur réelle est fondamentalement liée à une situation précise et identifiable, qu'elle soit immédiate ou pressentie. Une personne se trouvant nez à nez avec un chien enragé éprouve une sensation de peur au même titre que celle recevant des menaces de mort. Contrairement à la phobie, la peur réelle est une sensation de crainte véritable reliée à un danger réel. Elle est donc totalement fondée. Dès que la peur surgit, nos mécanismes de défense naturels se mettent en action, provoquant diverses réactions physiologiques, et notre comportement se modifie ou s'adapte pour faire face au danger qui nous menace.

Il y a alors trois possibilités de réaction : l'effroi, la fuite ou l'attaque. Dans le premier cas, le sujet fige sur place, devient muet et demeure immobile. Dans le deuxième, il sursaute, prend immédiatement conscience du danger et s'enfuit. Dans le troisième, réalisant qu'il ne peut fuir, il attaque.

Bien sûr, ces réactions provoquent des sensations très désagréables : la terreur, le désespoir, une sensation de vide dans l'estomac, une envie de pleurer, l'impression d'avoir des fourmis dans les jambes, un besoin irrépressible de courir ou de se cacher, un sentiment d'irréalité, une faiblesse subite dans les membres et une sensation de perte d'équilibre ou de connaissance. Nous ne ressentons pas forcément toutes ces sensations face à un danger, nous pouvons n'en éprouver qu'une seule ou que quelques-unes à la fois.

Ces sensations sont le produit de la mobilisation d'une partie de notre système nerveux. Divers mécanismes sont déclenchés de façon à fournir à l'organisme la quantité de sang oxygéné nécessaire aux muscles des bras et des jambes, entraînant une privation sanguine partielle au niveau de l'estomac et des intestins. Cette soudaine redistribution de sang provoque des sensations déplaisantes dans l'abdomen, alors que le phénomène d'accélération du rythme cardiaque et de la respiration provoque des malaises dans la poitrine et dans la tête.

Constituée de réactions physiques et psychologiques variées, la peur réelle est un processus complexe. Toutes les sensations qui y sont reliées sont une réponse normale de l'organisme à une situation de danger réel.

LA PHOBIE EN TANT QUE PEUR IRRATIONNELLE

Contrairement à la peur réelle, la phobie n'est pas la conséquence d'un danger véritable. Elle est irrationnelle. Pour une personne phobique, la peur ne peut s'expliquer ou se raisonner, elle échappe à son contrôle et mène à l'évitement de la situation appréhendée. À l'inverse de la peur qui joue un rôle de protection, la phobie est une réaction inappropriée. Dans la majorité des cas, les personnes phobiques reconnaissent d'emblée que leur peur n'est pas justifiée, mais elles ne parviennent pas à la maîtriser.

Personne n'est à l'abri d'une phobie, peu importe le degré d'instruction, le niveau social, l'âge, la race ou la religion. Selon les statistiques, il y a plus de femmes phobiques que d'hommes. Il se peut cependant que les femmes soient plus enclines à se faire traiter pour ce type de problème, ce qui expliquerait l'écart dans les données. Il faut également souligner que les personnes phobiques ne sont pas considérées comme «déséquilibrées». Malgré leur réaction irraisonnée devant une situation phobogène, elles demeurent parfaitement conscientes de leur comportement irrationnel et conservent tout leur bon sens.

Cet état de conscience explique d'ailleurs pourquoi ces personnes éprouvent de la honte à avouer leur comportement. En général, elles essaient de cacher leur phobie le plus longtemps possible. Lorsque ce ne l'est plus, elles expliquent leur conduite en invoquant un mal de tête, une fatigue soudaine ou un malaise quelconque. Conséquemment, cette attitude contribue à les enfoncer davantage dans leur condition.

DES ASPECTS VARIÉS, PLUS OU MOINS GRAVES

Alex, Hélène et Mathieu ont projeté de partir en pique-nique. Pendant les préparatifs, Alex avoue à Mathieu sa phobie des couleuvres (erpétophobie) et sa crainte de se trouver face à un tel reptile. Mathieu lui répond qu'il est totalement insensé d'avoir peur d'une si petite bête, réputée très craintive à la vue d'un être humain. Alex acquiesce et n'y pense plus. Pourtant, Mathieu est lui-même atteint d'une forme de phobie beaucoup plus sérieuse. Il souffre de blemmophobie (peur du regard d'autrui) depuis des années et la seule pensée qu'il pourrait être observé par des étrangers l'empêche souvent de participer à des activités sociales. La perspective de ce pique-nique ne l'enchante donc guère, puisqu'il craint la présence d'autres pique-niqueurs à proximité. Entre-temps, Hélène commence à ressentir les malaises causés par sa géphykrophobie, la peur des ponts. Elle les évite le plus souvent possible et craint de paniquer dans l'auto, prévoyant déjà les malaises qu'elle aura à subir, sans compter la honte qu'elle éprouvera devant ses amis.

Cet exemple évoque différents aspects que peuvent prendre les phobies. La phobie des couleuvres d'Alex n'est pas et ne sera probablement jamais une entrave à sa qualité de vie. Comme chez beaucoup de personnes dont la phobie est associée à un animal de « mauvaise réputation » tels les reptiles et les araignées, la peur est davantage liée à une forme d'aversion plutôt qu'à la crainte d'être soudainement attaqué. Mathieu, par contre, est victime d'une forme de phobie beaucoup plus contraignante. Sa peur d'être observé par les autres est un sérieux handicap, et s'en défaire lui demandera des efforts et du temps. Il en va de même pour Hélène, car sa phobie des ponts relève de la plus totale irrationalité; se « reprogrammer » exigera aussi du temps et des efforts.

Il existe un grand nombre de phobies plus ou moins contraignantes, et la forme qu'elles peuvent prendre est parfois étonnante. Certaines s'expliquent facilement, comme la peur des araignées (arachnophobie), tandis que d'autres présentent un aspect plutôt loufoque, comme la peur des sons (akousticophobie). Toutes sont cependant réelles bien qu'assurément très rares dans certains cas telle la peur des couleurs, soit la chromophobie. L'une est malheureusement assez répandue : la peur du travail, soit l'ergophobie...

Voici une courte liste de différentes phobies. Nous vous invitons à consulter la liste complète en page 179, qui reflète l'extrême variété de ce trouble psychologique.

Quelques phobies

Peur en voiture : amaxophobie
Peur de la douleur : algophobie
Peur de marcher (causant une chute) : basophobie ou batophobie
Peur des orages, des tempêtes : cheimophobie
Peur des précipices : cremnophobie
Peur de rougir en public : éreutophobie ou érythrophobie
Peur des microbes : microbiophobie ou bacilliphobie
Peur de la lumière : photophobie
Peur des cours d'eau : potamophobie
Peur d'être enterré vivant : taphophobie

PHOBIES SIMPLES ET PHOBIES COMPLEXES

Comme nous l'avons mentionné, une phobie simple est provoquée par un objet ou une situation précise. L'erpétophobie d'Alex et la géphykrophobie d'Hélène sont des phobies simples. Dans la majorité des cas, ce type de phobie est assez facile à traiter et relève davantage du désagrément que d'une forme de psychose. Il en va ainsi de la phobie des hauteurs (acrophobie), de l'eau (hydrophobie), de la noirceur (achluophobie) ou du dentiste (dentophobie). Voir le chapitre 5 pour une approche spécifique de ces phobies.

Par contre, le traitement d'une phobie complexe est une autre histoire, car les causes précises peuvent être difficiles à diagnostiquer. Le traitement peut s'avérer problématique et s'échelonner sur une période plus ou moins longue. Engendrée par des stimuli imprécis et moins définis que dans une phobie simple, la phobie complexe peut avoir une origine extérieure ou intérieure. Le trouble panique avec agoraphobie et la phobie sociale sont les phobies complexes les plus courantes, et souvent les plus graves aussi. C'est pourquoi nous nous y attardons longuement aux chapitres 3 et 4. En voici un aperçu.

Le trouble panique avec agoraphobie

Le mot agoraphobie vient du grec *agora*, qui signifie place publique, et *phobos*, qui veut dire peur et a donné le mot phobie. Créé en 1871, ce mot signifiait alors, sans plus de précision, la peur de sortir dans la rue ou d'aller dans un lieu public. Mieux connu aujourd'hui, ce type de problème a été redéfini, et on parle maintenant de trouble panique avec agoraphobie.

Le trouble panique, associé ou non à l'agoraphobie, se caractérise par des crises qui surviennent de façon imprévisible et qui se manifestent par une peur extrême, intense et éprouvante. Cette peur s'accompagne de différents symptômes physiologiques comme une douleur dans la poitrine, une sensation soudaine d'étouffement, des vertiges, des étourdissements ainsi qu'une sensation d'irréalité. Ces symptômes physiologiques contribuent à créer un sentiment de catastrophe imminente se manifestant la plupart du temps par une peur de mourir d'une crise cardiaque, une peur de perdre conscience, de devenir fou ou de perdre le contrôle pendant la crise.

Presque inévitablement, les individus atteints de trouble panique vont chercher à éviter les endroits où la panique est survenue. Ils ne veulent évidemment pas revivre les malaises qu'ils ont éprouvés dans ce lieu. C'est alors qu'on parle de trouble panique avec agoraphobie.

La phobie sociale

La phobie sociale (ou trouble d'anxiété sociale en termes psychiatriques) est une peur irrationnelle et permanente d'être exposé à l'observation des autres de crainte d'être jugé négativement ou humilié. Les personnes atteintes de cette phobie craignent de paraître stupides, inférieures ou anormales aux yeux des autres. Elles ont tendance à éviter toute activité sociale qui pourrait déclencher cette impression chez elles. Elles peuvent avoir peur de manger ou de boire en public, peur du regard d'autrui, peur de transpirer ou de rougir, peur de sortir, etc. Elles craignent par-dessus tout d'être remarquées et jugées négativement. Ces différentes peurs peuvent les empêcher d'utiliser un moyen de transport en commun, d'aller au cinéma ou d'accepter un travail plus rémunérateur, car ce dernier les obligerait à être davantage à l'avant-scène, risquant ainsi d'être observées par autrui.

QUELQUES CHIFFRES

On estime le nombre de Canadiens atteints de phobies diverses à environ 1,3 million. La majorité d'entre eux sont atteints soit de trouble panique avec agoraphobie, soit de phobie sociale. Ce dernier trouble, qu'on appelle aussi « anxiété sociale », est beaucoup plus répandu que le premier. Selon diverses enquêtes, environ 8 % de la population éprouverait des symptômes de phobie sociale au cours de sa vie, et deux fois plus de femmes que d'hommes. Le trouble panique toucherait par contre moins de 3 % de la population, mais encore là deux fois plus de femmes que d'hommes.

Après ces deux importantes phobies complexes, suivent la peur des petits animaux et celle des insectes, puis d'autres phobies simples comme la peur des hauteurs, celle de l'obscurité et celle des ascenseurs. Les statistiques sont cependant approximatives, car plusieurs personnes souffrant d'une phobie ne consultent pas de professionnels de la santé.

Bien que chacun d'entre nous soit susceptible de développer une phobie au cours de sa vie, les statistiques montrent que les adultes âgés de 30 à 45 ans sont davantage touchés, indépendamment de leur statut social ou professionnel.

Mentionnons enfin que les individus atteints d'une phobie complexe en sont atteints pendant plusieurs années avant de se faire traiter, parfois entre cinq et dix ans.

CRITÈRES DIAGNOSTIQUES DES PHOBIES

L'Association américaine de psychiatrie a établi certains critères pour diagnostiquer les phobies. En voici un aperçu :

Phobie simple

- Peur persistante d'un stimulus déterminé (autre qu'une attaque de panique ou l'embarras social).
- L'exposition à l'objet phobique provoque une réaction anxieuse immédiate.
- L'objet ou la situation sont évités ou vécus avec une anxiété intense.
- La peur peut nuire au fonctionnement quotidien seulement si l'exposition est constante.
- Le sujet reconnaît la nature excessive de ses craintes.
- Le stimulus phobogène n'est pas relié à une autre pathologie.

Phobie sociale

- Peur d'une situation où le sujet est exposé à l'observation d'autrui par crainte d'être humilié ou embarrassé.
- La phobie sociale n'est pas reliée à une autre pathologie.
- Le stimulus phobogène provoque généralement une réaction anxieuse immédiate.
- Les situations phobogènes sont évitées ou vécues avec une anxiété intense.
- L'évitement nuit au fonctionnement professionnel ou social de l'individu ou crée un important sentiment de détresse à l'idée d'être confronté à la situation phobogène.
- Le sujet reconnaît la nature excessive de ses craintes.

Trouble panique

- Apparition d'une ou de plusieurs attaques de panique imprévisibles.
- Présence d'au moins quatre de ces symptômes pendant une attaque de panique :
  - sensation d'étouffement
  - étourdissements
  - palpitations
  - tremblements
  - transpiration
  - sensation d'étranglement
  - nausée
  - sentiment d'irréalité

– engourdissement
– bouffées de chaleur ou frissons
– douleur thoracique
– peur de mourir
– peur de devenir fou ou de perdre le contrôle.

- Les symptômes surviennent parfois de façon brutale et augmentent au cours des dix minutes suivant l'apparition du premier symptôme.
- Aucun facteur organique n'apparaît être la cause de la perturbation.

Trouble panique avec agoraphobie

- Critères du trouble panique.
- Crainte de se retrouver dans des endroits ou des situations d'où il pourrait être difficile ou gênant de s'échapper ou où le secours paraît inexistant en cas de panique.
- Cette crainte entraîne une restriction des déplacements ou un besoin d'être accompagné en dehors du domicile.
- Les situations génératrices d'agoraphobie incluent souvent le fait de se trouver seul hors du domicile, d'être dans une foule ou une file d'attente, sur un pont, dans un autobus, un train ou une voiture.

Chapitre 2

LE TRAITEMENT DES PHOBIES PAR LA PSYCHOTHÉRAPIE

La plupart des phobies, simples ou complexes, sont considérées de nos jours comme des «trouble anxieux» et répertoriées à ce titre dans le *Manuel diagnostique et statistique des troubles mentaux* (DSM IV) de l'Association américaine de psychiatrie, un ouvrage qui sert de référence dans toute l'Amérique du Nord pour identifier les problèmes de santé dus à l'anxiété. «Trouble mental» évoque évidemment le spectre de la maladie mentale, et il est vrai que, à une certaine époque, on associait les personnes atteintes de phobies complexes à des malades mentaux chroniques; les longs suivis thérapeutiques avaient alors peu d'effets. Mais les troubles mentaux sont aujourd'hui une vaste catégorie dans laquelle on retrouve, aux côtés des phobies, le trouble obsessionnel-compulsif, l'état de stress post-traumatique, l'état de stress aigu, l'anxiété généralisée, le trouble anxieux dû à une affection médicale et le trouble anxieux induit par une substance.

Et bonne nouvelle pour les phobiques, le problème se traite et se guérit. Trois choses sont toutefois essentielles pour parvenir à éradiquer ou à contrôler une phobie, particulièrement une phobie complexe : il faut identifier la source du problème, avoir le désir de s'en sortir et en prendre le temps.

Les phobies complexes comme le trouble panique avec agoraphobie et la phobie sociale se soignent principalement par la thérapie comportementale (on dit aussi thérapie du comportement, thérapie de conditionnement ou thérapie béhaviorale) et les thérapies cognitives. Selon les tenants de ces méthodes, l'angoisse et la panique ressenties par les phobiques seraient des comportements appris au cours de leur existence. Les thérapeutes apprennent aux patients à se débarrasser de leur comportement par des techniques de relaxation qui les aident à contrôler progressivement leur état de panique lorsqu'ils se retrouvent dans des situations phobogènes. D'une durée de trois mois au minimum, ce traitement a fait ses preuves, et les personnes atteintes de phobie complexe disposent maintenant d'un outil adapté à leurs besoins.

LA THÉRAPIE COMPORTEMENTALE

La thérapie comportementale utilise une approche basée sur des techniques d'apprentissage visant à transformer progressivement les comportements d'un individu devant une situation émotionnellement déstabilisante. L'individu se libère graduellement d'une condition psychologique en s'habituant à de nouveaux comportements et en réapprenant à redevenir lui-même. Plutôt que de fuir, il doit s'exposer aux situations qui provoquent son état de panique et, selon un plan établi à l'avance, s'immerger progressivement de façon prolongée et répétée jusqu'à ce que la situation anxiogène se résorbe. Cette exposition passe par trois phases d'une durée moyenne de trois quarts d'heure : la montée, la stabilisation et la descente.

Pendant la première phase, lorsque l'angoisse survient, le patient doit résister à l'envie de fuir. La thérapie comportementale a fait la preuve que l'angoisse finit par diminuer et devient moins intense chaque fois que la situation anxiogène se présente. La répétition rendant cette situation de plus en plus familière, une stabilisation se produit et le patient entre dans un processus d'apprivoisement. Ses réactions émotionnelles excessives décroissent et il parvient à contrôler la situation, même parfois à annihiler son angoisse. Par exemple, un agoraphobe qui craint de marcher dans la rue parviendra peu à peu à cesser d'avoir peur en s'obligeant à franchir le pas de la porte lors de la première phase.

Quand il a accepté de suivre une thérapie comportementale, le patient est d'abord soumis à une période d'analyse où il doit collaborer étroitement avec son thérapeute. Cette collaboration est indispensable pour découvrir les causes de la phobie. Le thérapeute propose des tests, des questionnaires ou des entrevues, en plus d'inviter son patient à s'observer lui-même. À partir des résultats obtenus, le patient et le thérapeute établissent ensemble une marche à suivre. Les effets produits au cours de la démarche sont ensuite régulièrement évalués et les modifications comportementales constatées permettent de confirmer ou de réévaluer le processus. La durée du traitement est variable d'un individu à un autre, mais on estime qu'une période minimum de trois mois est requise pour obtenir des résultats tangibles. La pierre angulaire pour la réussite de la thérapie est cependant immuable : la collaboration active du patient pendant toute la durée du traitement.

Comme la thérapie comportementale s'applique à plusieurs types de phobies, elle s'assortit de techniques variées suivant la nature du problème. On fait ainsi appel, dans le traitement des phobies complexes, à diverses méthodes de relaxation qui vont favoriser la désensibilisation. Il s'agit de conditionner le patient à mieux réagir quand une situation phobogène se présente. Par exemple, on l'invitera à imaginer une situation qui l'angoisse. Se sachant consciemment hors de danger parce que la situation n'est pas réelle, le patient parviendra progressivement à atténuer son anxiété au point d'être beaucoup moins perturbé quand il sera confronté à la même situation dans la réalité.

LES THÉRAPIES COGNITIVES

Des recherches ont montré que le mécanisme cognitif d'un individu (la pensée et le discours intérieur en général) influence son comportement lors du développement et du maintien de situations problématiques. Ce phénomène se caractérise par des pensées négatives automatiques, des erreurs logiques de la pensée en général et des scénarios établis à l'avance par le sujet qui vont à l'encontre du comportement qu'il souhaiterait adopter. Les résultats de ces recherches ont donné naissance à une nouvelle forme de traitement des phobies : les thérapies cognitives.

Lors de séances très structurées au cours desquelles des tâches spécifiques sont imposées au patient, ce dernier apprend à apporter des modifications au dysfonctionnement de sa pensée. Les thérapies cognitives sont aujourd'hui appliquées dans de nombreuses pathologies et font l'objet d'études contrôlées.

Les objectifs des thérapies cognitives sont les suivants :

- faire prendre conscience au patient que son angoisse ou sa phobie rend son mode de pensée irrationnel et négatif puisqu'à partir de simples indices irraisonnés, il envisage le pire et imagine des scénarios catastrophiques à outrance;
- apprendre au patient à identifier ses pensées et ses émotions négatives en lui proposant des méthodes pour les transformer de façon positive;
- amener le patient à vérifier par lui-même que les scénarios envisagés ne se produisent jamais;
- transformer l'énergie négative en énergie positive.

L'expérience démontre que des résultats positifs peuvent être obtenus à partir de six mois de thérapie, équivalant à environ une vingtaine de séances. D'après les statistiques recueillies, environ 65 % des patients réussissent à obtenir des résultats satisfaisants.

Les pensées automatiques qui nous minent

Nous sommes tous guidés par notre pensée. Mis à part les fonctions neurologiques instinctives comme la respiration, chacun de nos actes est le résultat d'une activité intellectuelle qui analyse la situation et détermine l'action, selon les connaissances acquises et notre expérience. Un enfant qui pose imprudemment ses doigts sur un serpentin rougi de chaleur d'une cuisinière électrique y pensera certainement deux fois avant de refaire le même geste. La connaissance et l'expérience acquises l'en dissuaderont.

Dans une situation normale, les décisions que nous prenons de faire telle ou telle chose résultent d'une analyse rationnelle. Mais sous l'effet de l'anxiété, de l'angoisse ou d'une phobie, nous n'avons pas toujours conscience que notre esprit est envahi par des pensées parasitaires. L'information est alors traitée de façon erronée et le résultat ne peut être conforme à la réalité. Cette interprétation de la réalité provoque des ruminations mentales, instigatrices de sentiments et d'émotions perturbateurs qui déterminent, faussement, un type de comportement à adopter. Il en résulte une confusion propre à générer un monologue intérieur cohabitant avec des pensées troublantes qui s'incrustent dans l'esprit.

Cette notion de monologue intérieur n'est pas nouvelle. Le philosophe grec Platon disait, quatre siècles avant Jésus-Christ : « Quand l'esprit pense, il est simplement en train de se parler à lui-même, de se poser des questions, d'y répondre et de dire oui ou non. »

La psychologie cognitive a étudié les effets des pensées négatives qui minent notre esprit. Ces études ont porté à la fois sur des sujets qui n'étaient pas soumis à un état anxieux ou angoissé et sur des individus qui en étaient victimes. Les résultats de ces recherches ont fait ressortir les points suivants :

- le modèle d'équilibre parfait d'un monologue intérieur est partagé entre 62 % de pensées positives et 38 % de pensées négatives;

- un monologue intérieur partagé entre 50 % de pensées positives et 50 % de pensées négatives conduit à des états d'anxiété ou à des états dépressifs légers;

- un monologue intérieur dont 62 % des pensées sont négatives et 38 %, des pensées positives correspond à des états sérieux d'angoisse, voire de dépression;

- au moment où un des deux types de pensées s'impose, un monologue intérieur est provoqué; si le monologue interne est dominé par plus de 70 % de pensées positives, il en émanera un état euphorique, une surexcitation psychique caractéristique de la mégalomanie; à l'inverse, si le monologue intérieur est sous l'emprise de pensées négatives de l'ordre d'au moins 70 %, un état de profonde dépression ou de crises d'angoisse sera observé.

Albert Ellis, psychologue américain et précurseur des thérapies cognitives, a dressé en 1962 la liste des dix principales croyances irrationnelles fréquemment rencontrées chez des individus présentant des troubles névrotiques.

Dix croyances irrationnelles

- Il est primordial d'être aimé et approuvé en tout et toujours par tout le monde.
- Il est essentiel d'avoir du talent et d'être capable de réussir quelque chose d'important.
- La vie est une catastrophe si les choses ne vont pas comme on le désire.
- Ceux qui nous font du mal sont mauvais et doivent être blâmés.
- Si quelque chose est menaçant, on se doit d'être préoccupé et bouleversé.
- On se doit de trouver des solutions pour rendre la vie meilleure.
- La misère intérieure et émotionnelle provient de pressions extérieures et nous n'avons pas la possibilité de contrôler nos propres sentiments.
- Il est plus facile d'éviter d'affronter les difficultés de l'existence que d'y faire face.
- Notre passé a une importance capitale et, parce que quelque chose a influencé autrefois notre vie, il doit continuer à gouverner nos sentiments et notre comportement actuel.
- Nous pouvons atteindre le bonheur recherché par l'inertie, l'inactivité ou en nous faisant plaisir passivement sans avoir à nous engager personnellement.

Un autre précurseur des thérapies cognitives, l'Américain Aaron T. Beck, s'est rendu compte que la méthode psychanalytique des associations libres d'idées favorisait l'emmagasinage et la continuation de pensées négatives à l'insu du patient. Il lui suffisait d'inciter ce dernier à les rapporter verbalement. Par exemple, un patient dont les idées étaient principalement négatives répondait aux questions de façon machinale et rapide, indépendamment de sa volonté. Cette méthode a démontré que les pensées négatives d'un patient anxieux ou dépressif sont accompagnées ou précédées par des pleurs ou un sentiment de fébrilité. Beck demandait à un patient à quoi il pensait, et celui-ci développait dès lors des pensées négatives sur lui-même, sur le monde extérieur et sur l'avenir. Apitoyé sur son sort, il était prisonnier du monologue de ses pensées automatiques. Une fois qu'il avait découvert la base de ces pensées négatives, Beck parvenait à établir une communication avec son patient pour modifier peu à peu son mode de pensée et le libérer de l'angoisse qui l'habitait.

Jean Cottraux, un psychiatre de Lyon, explique, dans *Les thérapies cognitives*, comment les patients ayant l'esprit encombré de pensées négatives analysent l'information provenant de l'extérieur. Les monologues intérieurs de ces patients sont le résultat de l'interaction de facteurs biologiques, d'expériences vécues et d'apprentissage acquis tout au long d'une vie. Ces facteurs provoquent l'apparition d'un système de croyances erronées qui se traduisent par des pensées automatiques semblables à celles-ci :

→

Pensées sur soi

- Je ne vaux rien si je ne me réalise pas dans une ascension sociale digne des ambitions de ma famille.
- Je ne suis bon à rien si je ne réussis pas tout ce que j'entreprends.
- Je suis un incapable si je commets des erreurs.
- Je ne comprends rien si je ne comprends pas tout.
- Je ne suis pas digne d'être aimé puisque je n'ai aucune valeur.
- Je dois aimer et aider mes proches plus que moi-même sinon je suis une mauvaise épouse ou une mauvaise mère.

Pensées sur les autres

- Je dois parler ou agir de façon parfaite sinon je serai mal jugé.
- Je dois être toujours agréable et d'accord avec mes amis sinon ils vont cesser de m'aimer.
- Tout le monde doit voir que mes mains tremblent pendant que je lis mon texte et on doit me trouver grotesque.

Pensées sur la réaction des autres

- Je dois effectuer un travail irréprochable sinon je serai mal noté.
- Je dois gagner beaucoup d'argent sinon ma femme me quittera.

SORTIR DE L'OMBRE

À partir des recherches effectuées par des précurseurs comme Albert Ellis et Aaron T. Beck, des progrès immenses ont été réalisés dans le domaine de la psychologie. Aujourd'hui, des phobies complexes comme le trouble panique avec agoraphobie et la phobie sociale ne sont plus « dans l'ombre ».

Mais il existe quand même un problème de taille à résoudre : comment parvenir à aider un patient à se sortir de son isolement puisque son problème est, justement, de s'isoler? Ou comment voir quelqu'un quand la principale préoccupation de ce dernier est justement de ne pas se faire voir? Ou encore, comment sortir quelqu'un de chez lui quand sa principale préoccupation est d'éviter de sortir de chez lui? Comment trancher le nœud gordien? Tout d'abord par l'information.

Si vous tenez ce livre entre les mains, il y a fort à parier que vous êtes victime de trouble panique avec agoraphobie, de phobie sociale ou d'une autre phobie complexe telle que la claustrophobie ou la phobie obsessionnelle.

Parvenir à se sortir d'un problème relié à une phobie complexe n'est certes pas facile. Les témoignages contenus dans ce livre le confirment. Mais ils confirment autre chose : la possibilité de s'en sortir est réelle.

Suivre une thérapie sous la direction d'un professionnel de la santé compétent n'est pas accessible à tous, particulièrement en raison de l'aspect financier et de la durée de la thérapie. Heureusement, de nombreuses personnes parviennent à régler ou à contrôler leurs problèmes phobiques par elles-mêmes. En s'informant d'abord, puis en appliquant rigoureusement les méthodes proposées dans ce livre, il est possible de s'en sortir. Rappelons les trois conditions de base essentielles : identifier la source du problème, avoir le désir de s'en sortir et se donner le temps nécessaire pour y parvenir.

Chapitre 3

LE TROUBLE PANIQUE AVEC AGORAPHOBIE

Témoignage

Tout a commencé en 1997. Je dormais paisiblement lorsque mon coeur se mit à battre la chamade. J'étouffais et j'étais en état de panique. Je croyais être victime d'une crise cardiaque. Diagnostic du médecin : crise d'angoisse, probablement causée par la fatigue.

Un certain temps s'écoula sans que je subisse à nouveau ce genre de crise. Puis arrivèrent les vacances. Enfin du repos! À ma grande surprise, une nouvelle crise me surprit alors que j'entrais dans un supermarché. En plein durant les vacances! Je sortis aussitôt et me dirigeai vers une terrasse à proximité pour m'asseoir, car j'avais l'impression que j'allais m'écrouler sous peu.

Une autre fois, j'étais chez mon coiffeur. Alors que nous parlions de la pluie et du beau temps, j'eus soudainement l'impression d'être submergée par un flot de paroles difficilement supportable. J'eus une nouvelle crise, mais je parvins quand même à me contenir, suffisamment en tout cas pour ne pas me sauver en courant.

Depuis ce jour, je redoute chaque sortie que je dois effectuer. Je parviens tout de même à faire l'épicerie, mais les crises recommencent dès que je me trouve dans une file d'attente. Il m'est même arrivé de laisser mon panier de provisions sur place en baragouinant une excuse à la personne qui se trouvait derrière moi. Je ne parvenais plus à supporter la terrible angoisse que je ressentais.

Je vis cette situation depuis de nombreuses années et j'ai parfois l'impression que je suis folle. Je garde cependant ce fardeau pour moi. Je ne veux pas qu'on sache que je suis agoraphobe.

Au fil des ans, d'autres endroits phobogènes se sont succédé. Je les évite donc en tentant de trouver des excuses plausibles. Moi qui adorais faire la fête et me retrouver entre amis, je n'ose plus. En fait, j'évite tous les endroits où la fuite n'est pas possible en cas de crise de panique. Moi qui aimais tant la vie, je ne parviens plus à sourire. Je fais des efforts pour sortir mais j'y parviens difficilement.

Aujourd'hui, par contre, j'ai décidé que j'en avais assez. Je me suis inscrite dans un groupe d'entraide et je suis prête à faire tous les efforts pour parvenir à vaincre mon agoraphobie. Je sais que ça va être long, et probablement pénible, mais je n'ai plus le choix. Je dois vivre!

H. T.

Ce témoignage, qui nous plonge droit dans le trouble panique avec agoraphobie, montre bien les conditions de vie difficiles auxquelles doivent faire face les agoraphobes. Ce mal insidieux s'installe progressivement dans l'esprit et prend finalement presque toute la place. Tout devient pour ainsi dire «pensé» en fonction de cette phobie.

Pour un agoraphobe, le monde extérieur devient un lieu hostile et dangereux. Il imagine les pires scénarios, et bien qu'il sache que ses craintes sont irrationnelles, il continue à éviter de se retrouver dans des situations ou des lieux qu'il redoute. Une dizaine d'années et même plus peuvent s'écouler avant qu'un agoraphobe consulte un professionnel de la santé ou qu'il décide de se prendre en main.

Les agoraphobes présentent en général les caractéristiques suivantes :

- une propension à être complètement démolis par leurs échecs;
- une tendance à se fixer des objectifs complètement irréalisables;
- un perfectionnisme maladif;
- une imagination débordante;
- une tendance à être très rêveurs;
- une prédisposition maladive à faire plaisir aux autres, à éviter à tout prix les conflits potentiels et à rechercher continuellement l'approbation d'autrui;
- la peur d'être gênés, de se sentir ridicules ou de faire quelque chose qui donnera à penser qu'ils ne sont pas normaux;
- une tendance à sous-estimer leur valeur ou leurs aptitudes;
- le besoin d'agir le plus consciencieusement possible.

Le trouble panique avec agoraphobie est un des problèmes de santé les plus sclérosants. Un agoraphobe est complètement dominé par une peur invalidante qui l'empêche de vivre normalement.

Test de comportement agoraphobe

Souffrez-vous de trouble panique avec agoraphobie? Voici un test qui vous permettra d'en savoir davantage sur votre état.

Échelle de comportement agoraphobe

0 = Seul, sans difficulté
1 = Seul, mais pas trop longtemps ou à l'aide de médicaments
2 = Accompagné, sans autre difficulté
3 = Accompagné mais pas trop longtemps ou à l'aide de médicaments
4 = Non, j'évite complètement la situation

Selon les énoncés ci-dessus, encerclez le chiffre qui correspond le mieux à votre situation.

1. Vous êtes capable de rester chez vous.	0	1	2	3	4
2. Vous sortez pour marcher dans la rue près de chez vous.	0	1	2	3	4
3. Vous sortez pour aller au dépanneur le plus proche.	0	1	2	3	4
4. Vous vous déplacez en voiture aux alentours.	0	1	2	3	4
5. Vous pouvez manger au restaurant.	0	1	2	3	4
6. Vous pouvez attendre en file à l'épicerie, au guichet automatique ou ailleurs.	0	1	2	3	4
7. Vous êtes en mesure de prendre un ascenseur.	0	1	2	3	4
8. Vous pouvez prendre l'autobus.	0	1	2	3	4
9. Vous pouvez sortir à plus de 10 km de chez vous.	0	1	2	3	4

10. Vous allez au salon de coiffure ou chez le dentiste.	0	1	2	3	4
11. Vous allez au cinéma ou allez voir des spectacles.	0	1	2	3	4
12. Vous magasinez dans les grands centres commerciaux.	0	1	2	3	4
13. Vous faites des activités en groupe comme le bingo, les quilles ou autres.	0	1	2	3	4
14. Vous êtes en mesure de voyager dans une autre ville sans vous soucier des ponts, des autoroutes, des hôpitaux, etc.	0	1	2	3	4
15. Vous vous sentez capable de voyager en avion.	0	1	2	3	4

Total ______________

Comparez le total de vos réponses à la grille d'évaluation ci-dessous.

0 à 2	Vous n'avez pas de difficulté de type agoraphobe.
3 à 5	L'agoraphobie n'est pas un problème important chez vous, mais attention, elle pourrait le devenir.
6 à 15	Vous avez des difficultés de type anxieux qui vous portent à l'agoraphobie, mais vous conservez un certain contrôle.
16 à 30	L'agoraphobie est un problème important pour vous : vous êtes grandement limité dans vos activités.
31 et plus	L'agoraphobie est un problème important pour vous : elle est une souffrance constante et vous êtes possiblement déprimé.

LE DÉVELOPPEMENT DU TROUBLE PANIQUE AVEC AGORAPHOBIE

Contrairement à d'autres phobies déclenchées par un objet extérieur (peur des ascenseurs, des chiens, des éclairs, etc.), le trouble panique avec agoraphobie provient d'une pensée qui provoque la peur. L'agoraphobe a la sensation soudaine qu'une catastrophe va survenir. Se sentant coincé dans une situation phobogène, il cherche désespérément à fuir.

On décrit le trouble panique comme un signal d'alarme que l'organisme déclenche sans raison valable. Si un tel signal est provoqué en présence d'un danger réel, la réaction de peur intense peut être essentielle à la survie d'une personne. En état de crise de panique cependant, la peur se produit sans aucune raison.

Du point de vue médical, une crise de panique doit inclure au moins quatre des symptômes suivants : souffle court, palpitations, sueurs, sensation d'étouffement, malaise thoracique, picotements, défaillance, crainte de perdre la maîtrise de soi, de mourir ou de devenir fou, sentiment d'irréalité, tremblements, bouffées de chaleur ou de froid, et sentiment d'instabilité.

Les causes du trouble panique avec agoraphobie sont variées et diffèrent selon les individus. Trois catégories de facteurs expliqueraient son développement : les facteurs prédisposants, les facteurs précipitants et les facteurs d'entretien.

Les facteurs prédisposants

Les facteurs prédisposants sont les caractéristiques propres à une personne qui la rendent susceptible de développer un problème de trouble panique avec agoraphobie. Même s'ils n'en causent pas nécessairement le développement, les facteurs prédisposants en augmentent le risque. Par contre, certains individus peuvent être victimes d'agoraphobie sans présenter de tels facteurs.

Les facteurs prédisposant au développement du trouble panique avec agoraphobie sont la vulnérabilité biologique, l'influence familiale et quelques traits de la personnalité.

La vulnérabilité biologique

Selon diverses études, la plupart des personnes atteintes d'agoraphobie possèdent un bagage biologique caractéristique. D'un point de vue neurobiologique, elles réagissent davantage au stress généré par les événements de la vie courante. Lorsque confrontées à une situation les faisant sursauter, elles poussent un cri de surprise, leur cœur s'emballe et leur souffle se coupe. Elles ne souffriront peut-être pas de trouble panique, mais la réaction intense de leur système nerveux les rend susceptibles d'en être victimes.

L'influence familiale

L'influence du milieu familial joue un rôle prépondérant dans le développement d'un comportement agoraphobe, surtout lors de l'enfance. De la naissance à l'âge adulte, nous sommes directement influencés par nos proches. Si l'un d'eux (ou plusieurs) réagit de façon inadéquate devant une situation stressante, nous risquons de faire de même. En général, la famille d'une personne ayant développé un problème d'agoraphobie présente plus de troubles anxieux qu'une autre.

La surprotection d'un ou des parents est également une cause du développement de l'agoraphobie. Elle encourage l'enfant à développer une dépendance envers autrui et le prédispose à des comportements futurs d'évitement.

Supposons un enfant surprotégé par sa mère qui s'entête à l'empêcher de prendre des initiatives, l'obligeant à s'en remettre à elle en toutes circonstances. Elle le conduit à l'école tous les jours, transportant même ses effets scolaires. Ne pouvant apprendre à se débrouiller seul, l'enfant évitera toutes les situations stressantes, préférant les éviter plutôt que les affronter. Cherchant constamment la protection de sa mère, il développera un seuil de tolérance inadapté aux activités quotidiennes de l'existence.

Test des origines familiales

Si vous êtes victime de trouble panique avec agoraphobie, le questionnaire ci-dessous vous aidera peut-être à découvrir un ou plusieurs facteurs à l'origine de votre état. Son objectif est de vous en faire prendre conscience et ainsi contribuer à vous fournir une piste d'analyse. Ne prenez pas de notes maintenant, nous y reviendrons un peu plus loin.

1. L'un de vos parents (ou les deux) souffrait-il d'attaques de panique ou de phobie?
2. À part vos parents, quelqu'un de votre famille (frère, sœur, grand-père, grand-mère, oncle, tante, etc.) était-il victime d'attaques de panique ou de phobie?
3. L'un de vos parents (ou les deux) était-il sujet à l'inquiétude chronique?
4. L'un de vos parents (ou les deux) était-il exagérément préoccupé par les dangers provenant de l'extérieur?
5. Vos parents vous encourageaient-ils à explorer votre environnement, ou étaient-ils plutôt méfiants, insécures et en état de défensive continuelle?
6. Vos parents étaient-ils critiques et exigeants à votre égard? Si oui, que ressentiez-vous devant leur réaction?

   Je me sentais :

   - écrasé, diminué;
   - honteux ou coupable;
   - blessé, rejeté;
   - en colère ou révolté.
7. Lorsque vous étiez enfant, vous sentiez-vous libre d'exprimer vos sentiments et vos pulsions? Si oui, comment les accueillait-on?
   - ouvertement;
   - punissables;
   - rejetés, non acceptés.

8. Vous était-il permis de pleurer et comment vos parents réagissaient-ils quand vous pleuriez?
9. Vous était-il permis d'exprimer votre colère et comment vos parents réagissaient-ils quand vous vous mettiez en colère?
10. Quel était votre rôle au sein de la famille et comment vos parents vous percevaient-ils?
11. Pensez-vous avoir grandi en état d'insécurité, et si oui, lequel ou lesquels des énoncés suivants y ont contribué?
    - des critiques excessives de la part de mes parents;
    - des punitions exagérées;
    - je me sentais humilié par mes parents;
    - mes parents me culpabilisaient;
    - mes parents me négligeaient;
    - mes parents sont divorcés;
    - ma mère est décédée;
    - mon père est décédé;
    - mes parents sont décédés tous les deux;
    - abus physique;
    - abus sexuel;
    - parent(s) alcoolique(s).
12. Si vous avez grandi dans l'insécurité, comment réagissiez-vous?
    - en devenant très dépendant de ma famille (avez-vous eu de la difficulté à quitter la maison?);
    - en devenant très indépendant de ma famille (avez-vous quitté la maison très jeune?);
    - en devenant en colère et révolté.

Suivant vos réponses à ces questions, vous avez peut-être développé ou êtes susceptible de développer un problème d'agoraphobie si vous avez vécu dans un climat d'insécurité, ou un problème de phobie sociale si vous avez été humilié ou harcelé à cause de votre rendement scolaire ou autres mauvais résultats.

Les traits de personnalité

On retrouve en général deux particularités chez les agoraphobes. Premièrement une tendance marquée à l'anxiété chronique, deuxièmement une propension à la dépression.

Un individu présentant un problème d'anxiété chronique se sent constamment menacé, redoute à tout instant qu'un malheur survienne et éprouve régulièrement divers symptômes physiques reliés à son anxiété. De plus, étant constamment en état d'alerte, il devient fatigué, éprouve des difficultés de concentration et peut souffrir d'insomnie dans certains cas.

On remarque en outre, chez les agoraphobes, une tendance à la dépendance et à la passivité. Étant incapable d'affronter ses difficultés, l'agoraphobe compte sur les autres pour le faire à sa place. Ce faisant, il réduit temporairement son état anxieux et est ainsi porté à fuir devant chaque difficulté qui se présente à lui.

Les facteurs précipitants

Les facteurs précipitants sont un ou des événements survenus au cours de l'existence; on parle de traumatismes, de stresseurs psychosociaux et de stresseurs chroniques. Même s'il n'est pas toujours facile de détecter l'événement qui aurait pu déclencher un processus de développement agoraphobe, l'exercice en vaut la peine et peut contribuer à isoler un fait vécu responsable du problème.

Les traumatismes

Un traumatisme se produit quand un individu vit une situation qui dépasse ses capacités d'adaptation émotionnelle. Il éprouve alors un état de panique et cherche à éviter d'être confronté de nouveau à toute situation semblable, en anticipant les effets. Toutefois, un même événement ne produit pas forcément les mêmes réactions d'un individu à un autre.

Les stresseurs psychosociaux

Un stresseur psychosocial est un événement qui concerne à la fois la psychologie individuelle d'un individu et sa vie sociale. La mort d'un être cher, la perte d'un emploi ou un divorce sont autant d'événements psychosociaux qui peuvent déclencher des malaises menant à des attaques de panique chez une personne prédisposée à développer ce genre de trouble.

Par exemple, un individu anxieux et vivant seul éprouvera davantage de difficultés à s'adapter à un nouvel environnement occasionné par un déménagement. Nouvellement arrivé dans une ville qui lui est inconnue et devant s'intégrer dans un nouveau milieu de travail, il est probable que cette personne soit sujette à des crises de panique à la seule pensée de devoir faire face aux obligations de sa nouvelle vie.

Les stresseurs chroniques

Dans certains cas, le comportement agoraphobe n'est relié ni un traumatisme ni à un stresseur psychosocial. Le facteur précipitant peut alors être un stress majeur occasionné par exemple par des problèmes conjugaux qui perdurent, ou encore des problèmes permanents au travail ou dans les relations sociales.

Les facteurs d'entretien

Bien que les réactions soient différentes d'un individu à un autre et que les causes de l'agoraphobie ne soient pas toujours facilement identifiables, les facteurs qui favorisent le maintien ou la persistance de l'agoraphobie sont beaucoup plus évidents. Ce sont l'anticipation de nouvelles attaques de panique, les facteurs comportementaux et cognitifs (fausses idées ancrées, pensées et discours intérieur), les renforçateurs secondaires, et, ici encore, les stresseurs chroniques.

L'anticipation de nouvelles attaques de panique

Comme on l'a vu, les crises de panique se définissent comme un signal d'alarme déclenché sans raison valable. Lorsque ledit signal est déclenché en présence d'un danger réel, la réaction de peur est essentielle, mais en état de crise de panique reliée à un type de phobie, la réaction de terreur se produit alors qu'il n'y a aucun fondement réel. L'anticipation d'une nouvelle crise de panique et tous les symptômes y étant reliés font alors en sorte qu'une personne évitera à tout prix d'en être victime de nouveau. Et, d'anticipation en anticipation ou de crise en crise, les symptômes s'intensifieront à tel point qu'ils « authentifieront » le danger anticipé et contribueront à entretenir l'agoraphobie.

Les facteurs comportementaux et cognitifs

Bien qu'il soit possible de les déloger ou de les modifier avec le temps, les pensées ancrées et les idées négatives sont d'importants facteurs d'entretien de l'agoraphobie. Certaines personnes entretiennent des idées qui faussent la réalité. Solidement ancrées dans leur esprit, elles anticipent erronément les résultats des actes à venir. Une personne « sachant » à l'avance qu'une catastrophe surviendra si elle sort marcher dans la rue y croit tellement qu'elle évitera tout acte en ce sens.

Les renforçateurs secondaires

Les renforçateurs secondaires sont les avantages qu'un agoraphobe peut soutirer de son dysfonctionnement social. Surprotégé et bénéficiant de beaucoup d'attention de ses proches, il finit par se complaire dans la passivité et délaisse de plus en plus ses responsabilités. Il va sans dire que de tels privilèges peuvent être agréables, mais ils sont bien minces en regard de la réclusion qu'ils sous-tendent. D'autant plus que l'agoraphobe fait, sans le vouloir, un nombre considérable de victimes autour de lui.

Les stresseurs chroniques

En plus d'être un des facteurs précipitants, les stresseurs chroniques sont un facteur d'entretien du trouble panique avec agoraphobie. La pression qu'ils exercent sur l'individu atteint d'agoraphobie contribue à entretenir ses craintes et milite pour l'évitement de la situation phobogène redoutée.

La réaction en chaîne

Les tableaux suivants illustrent la réaction en chaîne du développement du trouble panique avec agoraphobie et le rôle joué par les différents facteurs.

On peut constater, dans le premier tableau, que les facteurs prédisposants (vulnérabilité biologique, influence familiale ou traits de personnalité) ne mènent pas au développement du problème si un facteur précipitant (traumatisme, stresseur psychosocial ou stresseur chronique) n'intervient pas. Par contre, une personne n'ayant pas de facteur prédisposant peut quand même être victime d'une attaque de panique à cause d'un facteur précipitant.

Le deuxième tableau montre les différents comportements liés aux facteurs d'entretien à partir des premières attaques de panique. On y constate également le rôle joué par les renforçateurs secondaires et les stresseurs chroniques.

→

TABLEAU I

LES SÉQUENCES DU DÉVELOPPEMENT DU TROUBLE PANIQUE AVEC AGORAPHOBIE

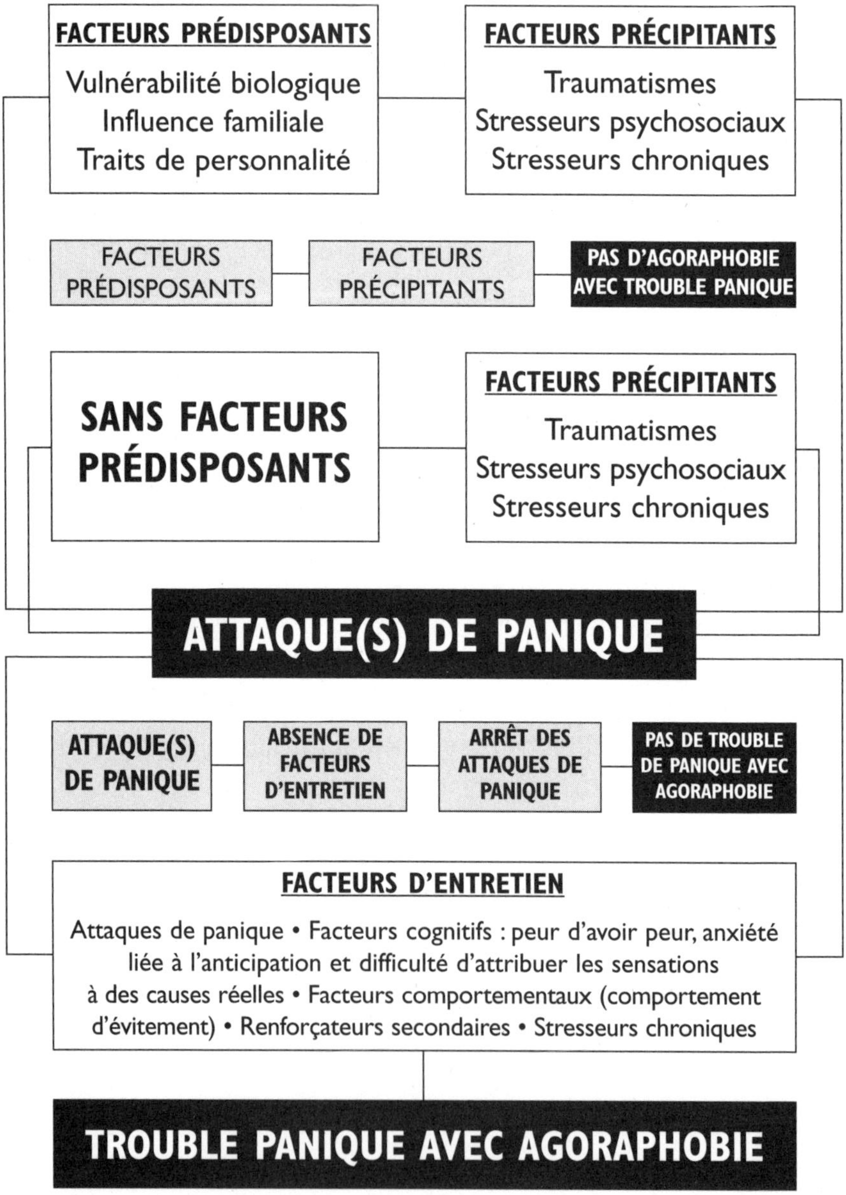

TABLEAU 2

LE CYCLE DES FACTEURS D'ENTRETIEN DU TROUBLE PANIQUE AVEC AGORAPHOBIE

ATTAQUE(S) DE PANIQUE

PEUR IRRÉALISTES (pendant l'attaque de panique)

• Peur de s'évanouir • Peur de faire une crise cardiaque • Peur de devenir fou • Peur de mourir • Peur de perdre le contrôle de soi • Peur d'étouffer, de vivre une catastrophe

ANXIÉTÉ D'ANTICIPATION (anticipation négative)

• Peur d'être de nouveau victime d'une attaque de panique dans une situation similaire à celle où elle est déjà survenue • Peur des conséquences catastrophiques erronément associées aux malaises subis

• Anxiété intense avant d'affronter une situation

• Comportement d'évitement ou d'échappement face à une situation

• Soulagement relié à l'évitement ou à l'échappement

• Augmentation des comportements d'évitement ou d'échappement

• Renforçateurs secondaires

• Augmentation de l'anxiété due aux stresseurs chroniques

L'AUTOGUÉRISON

Bien qu'il soit préférable de faire appel à un professionnel de la santé, beaucoup d'agoraphobes parviennent à se guérir par eux-mêmes ou à maîtriser leur agoraphobie. Si vous croyez souffrir d'agoraphobie, vous trouverez, dans les pages suivantes, des méthodes spécialement conçues pour vous venir en aide.

Il est cependant possible que vos malaises soient réellement d'ordre physiologique. Les individus souffrant d'asthme, d'hyperthyroïdie, d'épilepsie, de labyrinthite ou d'hypoglycémie présentent les mêmes symptômes physiques qu'un agoraphobe en situation phobogène. En cas de doute sur votre état, consultez un médecin. Si les tests auxquels vous vous serez soumis confirment un bon état de santé général et que vous vous êtes reconnu dans une ou plusieurs situations décrites précédemment, vous êtes probablement victime de trouble panique avec agoraphobie. En pareil cas, nous vous conseillons de lire attentivement les pages qui suivent.

L'autoévaluation

Revenons d'abord sur les causes de l'agoraphobie, mais de manière plus exhaustive et en les appliquant à votre cas. N'hésitez pas à prendre des notes, car elles pourront vous servir en tout temps. Nous vous recommandons de bien prendre votre temps et d'éviter d'occulter des événements passés ou vos comportements réels, car vous risqueriez de faire une mauvaise autoévaluation et de diriger vos efforts dans une mauvaise direction.

Pour vous aider à comprendre les causes de votre comportement agoraphobe, vous devrez examiner en profondeur chaque facteur qui peut y être relié. En procédant à l'aide de notes datées du jour où vous les avez prises, il vous sera plus facile de suivre votre développement et d'évaluer, le moment voulu, le chemin que vous avez parcouru.

L'autoévaluation consiste essentiellement à prendre une certaine distance par rapport à soi-même de façon à être le plus objectif possible. C'est un peu comme si nous pouvions observer nos comportements sans y être directement impliqués. Y parvenir n'est cependant pas facile, car la principale caractéristique d'une personne atteinte d'agoraphobie est précisément d'être incapable d'évaluer la situation de façon rationnelle. Mais ne vous en faites pas, quelques essais suffiront et, à force de volonté, vous y parviendrez.

Il importe avant tout d'être discipliné, d'y mettre le temps nécessaire et, surtout, d'être détendu. À cet égard, voici quelques trucs qui vous permettront d'atteindre un climat de détente apte à favoriser votre autoévaluation.

Accordez-vous au moins une demi-heure par jour pour relaxer. En état de relaxation, il vous sera plus facile de faire le point et de comprendre les causes de vos comportements lorsqu'une situation phobogène se présente.

Quelques trucs pour relaxer

Renouer avec la nature

Se retrouver dans un milieu naturel est un des meilleurs moyens pour réveiller nos sens et stimuler notre esprit. Loin des bruits familiers, le calme qui règne nous incite à méditer. Quelques heures en forêt par semaine ou en tout autre endroit naturel est très bénéfique. En prendre l'habitude ne peut être que profitable, voire providentiel dans certains cas.

La visualisation

L'évocation de beaux souvenirs exerce un effet calmant remarquable. Nous avons tous vécu de merveilleux moments qui demeurent à jamais gravés dans notre mémoire. Pourquoi ne pas les évoquer pour relaxer? Avec un peu d'entraînement, vous parviendrez facilement à vous rappeler les plus beaux moments de votre vie. Dans la majorité des cas, les plus beaux souvenirs remontent à l'enfance. Il se peut cependant que des événements moins heureux vous reviennent en mémoire. En pareil cas, n'interrompez pas la visualisation. Avec le temps, ces images s'estomperont et votre esprit ne filtrera que les moments désirés.

Écouter de la musique relaxante

Le marché regorge d'œuvres musicales créées spécialement pour favoriser la relaxation. Jumelées à des fonds sonores recréant, par exemple, le gazouillis des oiseaux, elles incitent à la détente et favorisent même la visualisation. Quelques minutes d'écoute par jour suffisent. Dans votre baignoire, sur un divan douillet ou en savourant simplement une tisane relaxante, ces quelques minutes vous feront le plus grand bien.

La méditation

Pourquoi ne pas imiter les Orientaux et vous accorder quelques minutes par jour pour faire le plein d'énergie et libérer votre esprit des pensées négatives qui y habitent? La méditation exhorte à réfléchir sur soi et sur ce qui nous entoure. Dans le calme de la méditation, nous parvenons à faire le vide et à réduire notre niveau d'anxiété.

Concentrer notre esprit sur un objet qui nous séduit par sa forme ou ses couleurs est une façon simple d'apprendre à méditer. Tôt le matin ou avant de vous coucher, isolez-vous dans une pièce calme. À genoux ou assis confortablement, concentrez votre esprit sur l'objet choisi en essayant de ne penser à rien d'autre. Amorcez cet exercice à raison de cinq minutes par jour en augmentant progressivement jusqu'à vingt minutes. Avec le temps, vous parviendrez à vous détacher complètement du monde extérieur tout en réfléchissant calmement sur votre situation et la façon de l'améliorer. Évidemment, l'objet que vous employez n'est que l'élément déclencheur de la méditation. Il ne vous sera plus utile après quelques jours.

L'AROMATHÉRAPIE

Dès qu'une odeur est perçue, le cerveau transmet des impulsions aux organes du corps. Si l'odeur est agréable, le cœur bat plus lentement et une sensation de bien-être nous envahit. Avant de faire une activité, prenez un bain et ajoutez-y quelques gouttes d'huile essentielle de sauge. Elle a des vertus tonifiantes qui vous revigoreront. Après une période active, optez pour la valériane, la mélisse ou la camomille, Ou frottez-vous les tempes avec de la marjolaine ou de la lavande diluée à 5 % dans une huile de germe de blé. Pourquoi ne pas parfumer votre demeure avec un diffuseur d'arôme ou des bougies parfumées? Les essences les plus relaxantes sont la lavande, la marjolaine et la camomille. Renseignez-vous sur les huiles essentielles qui apaisent.

L'ÉCRITURE

Écrire clarifie les idées. Quelle que soit la qualité de votre écriture, le but de l'exercice est de vous laisser guider par l'inspiration du moment. Le résultat obtenu vous étonnera.

Choisissez un moment de la journée qui vous convient et écrivez ce qui vous passe par la tête. Même si le sujet vous semble banal, ne vous forcez pas à en trouver un autre. Laissez votre imagination prendre le pas et écrivez sans retenue.

En persévérant dans cette démarche, vous obtiendrez une «autobiographie» suffisamment imposante qui, après analyse, vous dévoilera vos soucis les plus récurrents. Même ceux que vous tentez d'enfouir au fond de vous-même peuvent faire surface et vous indiquer une lueur de solution.

Ces trucs de relaxation ne peuvent évidemment pas tous vous convenir. Il se peut même qu'aucun d'entre eux ne vous séduise. Mais avant d'en arriver à cette conclusion, essayez-les. Souvenez-vous qu'un minimum d'effort est primordial et que chaque pas est important, même le plus minime. Si vous n'y arrivez toujours pas, cherchez au fond de vous-même. Nous avons tous un ou différents centres d'intérêt. Que ce soit une activité sportive ou intellectuelle, adonnez-vous à ce qui vous passionne et pratiquez cette activité quotidiennement. Vous verrez, les résultats peuvent être étonnants.

L'évaluation personnelle

Nous voici maintenant à l'autoévaluation proprement dite. Les différents facteurs contribuant au développement de l'agoraphobie que nous avons déjà vus seront maintenant appliqués à votre cas. Ces facteurs sont, dans l'ordre, les facteurs prédisposants, les facteurs précipitants et les facteurs d'entretien.

N'oubliez pas qu'il est essentiel de vous trouver dans un endroit paisible. Il est inutile de tenter quoi que ce soit si vous êtes en état d'anxiété, de stress ou à quelques minutes d'affronter une situation qui vous indispose. Le cas échéant, remettez à plus tard ou au lendemain.

Lorsqu'une situation de ce genre se présente, il ne faut surtout pas conclure à un échec. Cette attitude est malsaine et peut nuire au succès de votre démarche. Dites-vous plutôt que cet écart fait partie du processus. Certaines journées seront satisfaisantes et d'autres, moins. L'important, à longue échéance, est de ne jamais baisser les bras et de continuer à avancer selon le rythme imposé par votre état et la sensibilité qui vous est propre. Souvenez-vous que le temps est votre meilleur allié, le désir de vous en sortir, votre arme principale, et l'impatience, votre pire ennemi.

Avant d'entreprendre toute séance d'autoanalyse, munissez-vous d'un carnet de notes et d'un stylo, ou encore prenez des notes sur votre portable à la condition de ne pas vous laisser distraire par un environnement sonore ou visuel discordant.

Facteur prédisposant 1 : la vulnérabilité biologique

Bien que la vulnérabilité biologique soit quelquefois difficile à cerner, il est possible d'y arriver avec un peu de méthode. Premièrement, passez en revue les membres de votre famille immédiate (parents biologiques, oncles, tantes, grand-pères, grand-mères) et essayez de vous rappeler des moments où vous étiez réunis. Les fêtes de Noël ou du jour de l'An, par exemple. En examinant certains faits marquants survenus dans ces réunions de famille (il en arrive fréquemment), vous parviendrez de façon assez précise à déterminer si certains de vos proches étaient d'un naturel anxieux ou angoissé.

Bien sûr, si tous étaient relativement calmes, il serait surprenant que vous ayez « hérité » d'une vulnérabilité biologique responsable d'un développement agoraphobe. Il se peut aussi que votre mémoire fasse défaut et que vous n'arriviez pas à vous rappeler certains membres de votre famille et leurs traits de personnalité. Dans le doute, n'hésitez pas à en discuter avec vos proches actuels, certaines informations importantes pourraient être mises en lumière et vous aider dans votre démarche. Évidemment, rien ne vous oblige à dévoiler les véritables raisons de votre soudaine curiosité.

Il se peut aussi qu'il vous soit difficile de déterminer avec précision le caractère de certains individus faisant partie de votre famille. Il arrive fréquemment que des oncles et des tantes ne soient pas ou n'aient pas été des visiteurs assidus. Dans ce cas, bien malin qui pourrait affirmer les connaître à fond. Comme dans la situation précédente, une conversation avec des personnes les connaissant ou les ayant connus pourrait éclairer votre lanterne.

Deuxièmement – et là votre analyse sera certainement plus fiable –, faites un retour en arrière en tentant de vous remémorer les principaux événements survenus au cours de votre vie. Par exemple, votre première journée d'école, votre entrée au secondaire, votre première entrevue pour l'obtention d'un emploi, etc. Comment vous sentiez-vous? Y pensiez-vous des jours à l'avance, redoutant l'événement? Étiez-vous dans ce temps-là exactement comme vous êtes aujourd'hui? Ou peut-être ne ressentiez-vous aucune anxiété? Si vous éprouvez de l'anxiété aujourd'hui, a-t-elle progressé au cours de votre vie? Sont-ce les responsabilités qui se sont accumulées au fil du temps qui l'ont faite progresser? Essayez de répondre à toutes ces questions et à toutes celles qui vous viendront par la suite à l'esprit sans vous donner d'échéance précise. Notez chaque question et chaque réponse avec soin et n'hésitez pas à y revenir au besoin ou à relire vos notes.

FACTEUR PRÉDISPOSANT 2 : L'INFLUENCE FAMILIALE

Un enfant est sujet à modeler ses comportements sur ceux des adultes. Si les membres de sa famille ont tendance à mal réagir dans des situations stressantes, l'enfant risque de faire de même. En général, un agoraphobe est issu d'une famille aux prises avec des troubles anxieux. L'enfant est aussi davantage prédisposé à développer un problème d'agoraphobie si ses parents manifestent des comportements surprotecteurs. La surprotection encourage la dépendance envers autrui et prédispose l'individu qui en est l'objet à développer des comportements d'évitement de situations stressantes.

Dans cet ordre d'idées, vous devez maintenant déterminer les influences que vous avez subies dans votre enfance. Vos parents étaient-ils anxieux? Avez-vous été surprotégé? Certains membres de votre famille étaient-ils sujets à des comportements agoraphobes? Étiez-vous encouragé à prendre des initiatives? Si oui, quelles étaient les réactions de vos parents quand vous décidiez d'agir par vous-même?

Retournez à la page 40 pour répondre au questionnaire sur les origines familiales. Détaillez vos réponses dans votre cahier ou carnet de notes, ou fichier informatique. C'est important, car vous aurez besoin de revenir à ces notes au fil des étapes de votre démarche.

Accordez-vous maintenant une journée ou deux de repos. Il est probable que certaines questions auront suscité quelques remous intérieurs. Lorsque vous vous sentirez capable de continuer, refaites le test des origines familiales, car il se peut que vos réponses soient différentes. Sous l'impulsivité (les premières réactions), nous avons tendance à exagérer certains faits, faussant la réalité. Avec le recul, il est plus facile de départager le vrai du faux.

Avant de refaire le test, n'oubliez pas vos exercices de relaxation. Une fois bien disposé, refaites le test et comparez vos réponses aux précédentes en notant les points communs. Le résultat obtenu sera plus près de la réalité.

Vous allez maintenant pousser l'analyse plus loin en comparant la situation présente avec celle qui prévalait durant votre enfance. À cette étape, les notes que vous avez prises sont très importantes. Vous devrez les consulter au fur et à mesure de l'analyse qui suit.

Analyse

Questions 1 et 2 : L'un de vos parents (ou les deux) souffrait-il d'attaques de panique ou de phobie? À part vos parents, quelqu'un de votre famille était-il victime d'attaques de panique ou de phobie?

Si un ou des membres de votre famille souffraient d'une phobie complexe ou d'anxiété chronique, il est probable que vous ayez été influencé par leur comportement. Dans la mesure du possible, essayez de vous souvenir de l'impression que vous aviez devant leur comportement et des réflexions qui vous venaient à l'esprit. Croyiez-vous à cette époque que leur comportement était justifié ou exagéré?

Lors de votre adolescence, étiez-vous habité par les mêmes sentiments face à leur comportement ou ces derniers se sont-ils modifiés au fur et à mesure que vous vieillissiez?

Ces deux premières questions sont importantes, car elles servent non seulement à déterminer l'influence du milieu familial sur votre état actuel, mais également à en mesurer l'ampleur.

Selon les notes que vous avez prises, votre comportement est-il en tous points semblable à celui que vous avez observé dans votre enfance? Si oui, croyez-vous qu'il soit toujours justifiable?

Il est possible que l'influence de votre milieu familial sur le développement de votre agoraphobie se soit fait sentir plus tard au cours de votre vie. Il se peut en effet que cette influence se soit révélée lors d'événements particuliers. Si c'est votre cas, tentez de vous rappeler les événements marquants de votre vie et notez-les. Vous y reviendrez à l'analyse des facteurs précipitants.

Question 3 : L'un de vos parents (ou les deux) était-il sujet à l'inquiétude chronique?)

Lorsqu'un adulte confie trop ses sentiments à un enfant, ce dernier n'analyse pas toujours l'information qu'il reçoit de la façon espérée. Certains adultes ne tiennent pas compte de cet aspect et il peut arriver qu'un sentiment comme l'inquiétude soit perçu par un enfant comme une menace sérieuse et non comme une simple mise en garde. De façon répétée et sans nuance, une attitude semblable peut provoquer chez l'enfant un sentiment d'insécurité constant et un niveau d'anxiété propre à développer des peurs irrationnelles et sans fondement.

En consultant vos notes, assurez-vous que la tendance observée chez vos parents n'était pas seulement anecdotique.

Question 4 : L'un de vos parents (ou les deux) était-il exagérément préoccupé par les dangers provenant de l'extérieur?

Au cours de votre enfance, vous était-il permis d'inviter des amis ou deviez-vous argumenter avec vos parents pour qu'ils soient admis au domicile familial?

Dans certaines familles, même les voisins sont des «ennemis» potentiels. Les enfants soumis à une méfiance de ce genre ont souvent tendance à l'appliquer inconsciemment par la suite. Parfois, un événement fortuit venant «confirmer» cette tendance peut provoquer le développement d'une phobie complexe comme l'agoraphobie.

Revoyez vos notes si vous avez répondu en ce sens à cette question.

Question 5 : Vos parents vous encourageaient-ils à explorer votre environnement, ou étaient-ils plutôt méfiants, insécures et en état de défensive continuelle?

Cette question est particulièrement importante et vous devez vous assurer d'y avoir répondu avec toute l'attention nécessaire.

Chez un enfant, les découvertes se suivent à un rythme effarant. Jour après jour, des situations nouvelles et imprévues surviennent et aiguisent son intérêt. Or, pour certains parents, le besoin de découvrir d'un enfant se doit d'être réfréné. Plutôt que de lui inculquer une prudence raisonnable, ils préfèrent le confiner dans la méfiance. Et au lieu de s'ouvrir au monde extérieur et d'expérimenter ses capacités physiques et mentales, l'enfant gâche plutôt ses énergies à se défendre contre des événements hypothétiques, aptes à générer des comportements irrationnels à l'adolescence et durant la vie adulte.

Question 6 : Vos parents étaient-ils critiques et exigeants à votre égard? Si oui, que ressentiez-vous devant leur réaction?

Cette question comporte une nuance importante. Il est tout à fait normal que des parents veillent à la réussite de leurs enfants. Responsabilité oblige, ils doivent s'assurer que les efforts nécessaires sont fournis. De ce point de vue, nul n'est en droit de leur reprocher quoi que ce soit. Par contre, il peut y avoir abus si un enfant est constamment poussé à se dépasser sans qu'aucun écart ne soit toléré. Ce genre d'attitude peut être très néfaste pour un enfant, car une fois le seuil de tolérance atteint, il peut développer un comportement d'évitement chronique pour toute forme de compétition, qu'elle soit scolaire, sportive ou autre.

Consultez vos notes et assurez-vous d'avoir compris la question en ce sens.

Questions 7, 8 et 9 : Lorsque vous étiez enfant, vous sentiez-vous libre d'exprimer vos sentiments et vos pulsions? Si oui, comment les accueillait-on? Vous était-il permis de pleurer et comment vos parents réagissaient-ils quand vous pleuriez? Vous était-il permis d'exprimer votre colère et comment vos parents réagissaient-ils quand vous vous mettiez en colère?

Si vous avez répondu oui à ces questions, avez-vous de la difficulté à exprimer vos sentiments, surtout lorsqu'ils sont intenses? Avez-vous de la facilité à vous confier ou si ça vous est pénible?

Analyse

Reformulez vos réponses aux trois questions en élaborant davantage. Conservez précieusement vos réponses, elles vous seront d'un grand secours lorsque votre traitement débutera.

Question 10 : Quel était votre rôle au sein de la famille et comment vos parents vous percevaient-ils?

Peu importe le rôle que vous jouiez au sein de votre famille, pensez-vous avoir évolué depuis ce temps-là ou en êtes-vous toujours au même point? Notez votre réponse.

Question 11 : Pensez-vous avoir grandi dans l'insécurité? Si oui, quels éléments y ont contribué?

Revoyez la liste des énoncés qui accompagnent cette question (sauf ceux qui ont trait aux décès) et demandez-vous lesquels reflètent encore la réalité. Notez toujours vos réponses.

Question 12 : Si vous avez grandi dans l'insécurité, comment réagissiez-vous?

Comme à la question 11, pouvez-vous faire un parallèle entre la situation de l'époque et celle d'aujourd'hui?

Comme nous l'avons déjà mentionné, le milieu familial est responsable du développement du trouble panique avec agoraphobie chez la majorité des agoraphobes. C'est pourquoi les données que vous avez recueillies en faisant le test des origines familiales sont si précieuses. Lorsque vous commencerez le traitement de guérison proprement dit, elles serviront non seulement de base de comparaison, mais elles seront également le reflet d'une situation à corriger d'urgence.

FACTEUR PRÉDISPOSANT 3 : LES TRAITS DE PERSONNALITÉ

Vous a-t-on déjà diagnostiqué un problème d'anxiété chronique? Avez-vous déjà fait une dépression ou consulté pour des symptômes que vous croyiez associés à une dépression? Si vous avez répondu oui à l'une de ces questions, il est probable que les crises de panique que vous faites ou l'agoraphobie que vous avez développée soient reliées à ces problèmes. Dans ce cas, il se peut que vous soyez souvent très fatigué, que vous éprouviez des difficultés de concentration et ayez des problèmes de sommeil.

Votre problème peut également prendre racine dans une certaine tendance à la dépendance et à la passivité. Vous comptez alors sur les autres pour agir à votre place et vous fuyez les responsabilités.

FACTEUR PRÉCIPITANT 1 : LES TRAUMATISMES PHYSIQUES

Un traumatisme physique est un événement isolé, peu fréquent et dont l'aspect quelquefois spectaculaire peut provoquer une réaction psychique en plus du choc physique.

Prenons l'exemple d'un accident d'automobile. Même si personne n'est gravement blessé, le choc produit la plupart du temps une sensation d'irréalisme. Il s'ensuit une prise de conscience de l'événement, avec un niveau d'acceptation émotionnelle variable qui peut avoir des répercussions à long terme. Chez la plupart des individus, les conséquences se limitent à une plus grande prudence sans aucune séquelle psychique. Chez d'autres par contre, un processus psychique se déclenche qui prolonge le traumatisme et qui peut aller jusqu'à provoquer des crises de panique dès que surgit une sensation physique rappelant l'accident. L'exemple suivant illustre ce phénomène.

Pierre et Jean, invités à un pique-nique avec des amis, sont victimes d'un accident de la route. Pierre, le conducteur, est blessé à une hanche, tandis que Jean est blessé aux jambes. Le conducteur de l'autre voiture ne subit qu'un léger choc nerveux, sans blessure physique. Les deux amis se remettent bien de leurs blessures, mais Pierre ne parvient pas à oublier complètement. Alors que Jean considère l'accident comme un fait isolé dont il a presque oublié les détails, Pierre a subi un tel traumatisme psychique que la moindre douleur à la hanche provoque chez lui une crise de panique. Même si les examens médicaux confirment une parfaite guérison, il s'imagine, à tort, que la moindre douleur est un indice d'une détérioration de la hanche qui le confinera irrémédiablement à un fauteuil roulant. Cette éventualité le fait frémir de peur, il a cessé toute activité sportive, vendu sa voiture et marche très lentement de peur d'une rupture soudaine de sa hanche. Bref, sa vie est totalement conditionnée par cette peur irrationnelle qu'il ne parvient pas à contrôler.

À l'exemple de Pierre, vous avez peut-être subi, vous aussi, un traumatisme physique qui a déclenché les premières attaques de panique. Essayez de vous remémorer des événements survenus au cours de votre vie qui pourraient être responsables de votre état. N'oubliez pas que l'aspect spectaculaire d'un événement n'est pas nécessairement un indice. Il peut s'agir d'un accouchement, d'une crise d'hypoglycémie ou de troubles physiques reliés à une maladie somatique. Encore une fois, ne précipitez pas les choses. Prenez le temps nécessaire pour faire le retour en arrière qui s'impose et ne concluez pas trop rapidement.

Facteur précipitant 2 : les stresseurs psychosociaux

Les stresseurs psychosociaux comme un divorce, la perte d'un emploi ou la mort d'un être cher peuvent également être responsables du développement du trouble panique avec agoraphobie, qui s'installe progressivement et insidieusement.

Le choc émotif qui survient à la mort d'un être cher peut notamment, dans certains cas, se perpétuer et dégénérer en agoraphobie. La plupart des gens parviennent à faire leur deuil et à vivre normalement après un certain temps, mais chez d'autres, le choc est tel qu'il demeure intense, même après des années.

Un divorce ou une perte d'emploi peut être un événement aussi déterminant dans la vie d'un individu. Pour certains, le mariage équivaut à une réussite sociale importante et devoir avouer un divorce peut devenir un tel fardeau qu'ils préfèrent s'isoler. Le professionnel de carrière qui jouit d'un statut social élevé et qui perd subitement son emploi peut lui aussi développer des problèmes d'agoraphobie. Ce n'est pas tant la perte économique (ou la perte de revenus) que la perte du statut social qui constitue le facteur précipitant.

Facteur précipitant 3 : les stresseurs chroniques

Dans certains cas, le développement du trouble panique avec agoraphobie n'est pas lié à un traumatisme particulier ou à un stresseur psychosocial ponctuel. Par exemple, une personne affligée d'une maladie chronique ou en proie à des difficultés conjugales qui perdurent peut épuiser sa capacité d'adaptation et devenir un candidat à l'agoraphobie. À long terme, la pression exercée par la situation fait en sorte qu'un événement, même banal (la goutte d'eau qui fait déborder le vase), peut déclencher une crise de panique et risquer de dégénérer en agoraphobie.

Facteur d'entretien 1 : l'anticipation de nouvelles attaques de panique

Nous passons maintenant à l'analyse des facteurs d'entretien en commençant par celui qui est le plus évident, soit l'anticipation de nouvelles attaques de panique. Celui qui a vécu une telle attaque ne veut certainement pas revivre une telle expérience.

Lors d'une crise de panique, l'agoraphobe éprouve en effet des malaises physiques intenses, qui sont en fait un signal d'alarme déclenché par le corps sans raison valable. Les douleurs ressenties n'en sont pas moins réelles, surtout que le malaise général peut entraîner des dysfonctionnements organiques, comme des maux de ventre et la diarrhée, ou encore des nausées et des vomissements, et même des vertiges qui peuvent faire perdre l'équilibre. Revoyez à ce sujet la liste des symptômes de la page 38.

En général, une attaque de panique comporte les éléments suivants :

- un niveau d'anxiété très élevé relié à d'intenses réactions physiques comme des palpitations cardiaques, des spasmes musculaires, une transpiration excessive, des nausées, des étourdissements, etc.;
- une diminution soudaine et passagère de la capacité de raisonner;
- un besoin intense de fuir la situation.

Ici encore, nous vous invitons à analyser vos réactions et sensations lors des attaques de panique. Cet effort d'introspection est crucial, car il vous aidera à mieux comprendre votre comportement et à l'analyser plus objectivement.

Toujours dans un état de relaxation, remémorez-vous les situations au cours desquelles vos attaques de panique ont été les plus intenses. Notez-en les lieux, les pensées qui vous les faisaient craindre, le comportement que vous avez eu et les conséquences qui en ont résulté.

Par exemple, était-ce sur une autoroute, sur un pont, au supermarché, dans une église, dans un centre commercial, chez le dentiste ou le médecin, dans une file d'attente, dans la rue, dans un lieu que vous n'aviez jamais fréquenté, à l'aéroport, à la gare, à un arrêt d'autobus, à l'école?

Pensiez-vous que vous étiez soudainement menacé, que vous étiez tout à coup victime d'une attaque cardiaque, que vous perdiez le contrôle de votre bon sens, qu'une catastrophe était imminente, que vous deviez quitter les lieux le plus tôt possible?

Avez-vous cherché à demander de l'aide, à joindre quelqu'un par téléphone, à vous changer les idées, à vous enfuir?

Finalement, vous êtes-vous sauvé en courant, vous êtes-vous éloigné lentement mais avec beaucoup de difficultés, êtes-vous demeuré sur place?

À la relecture de vos notes, vous vous rendrez probablement compte d'une différence notable entre les pensées qui vous guidaient au moment des événements retenus et celles que vous avez présentement. Par exemple, si vous avez noté avoir eu la sensation d'une catastrophe imminente à l'entrée d'un pont, vous savez pertinemment qu'une telle pensée n'est pas rationnelle puisque rien autour de vous ne laissait croire à un danger potentiel.

Examinons maintenant ce type de pensées et les effets qu'elles provoquent.

Facteur d'entretien 2 : les facteurs comportementaux et cognitifs

On est ici dans les pensées négatives et les peurs irréalistes. Lorsqu'une attaque de panique survient, l'agoraphobe est à la merci de ses pensées négatives. Le «cinéma» qu'elles projettent dans l'esprit est d'une telle force et d'une telle «réalité» que les malaises physiques ressentis confirment un état d'urgence. Les symptômes étant semblables à ceux provoqués par un danger réel, le sujet est entraîné dans un tourbillon de pensées irréalistes sur lesquelles il n'a aucun contrôle. Une fois le «film» commencé, il est presque impossible de l'arrêter. Il faut donc travailler sur le prochain «scénario».

À partir des notes que vous avez prises, sélectionnez la situation phobogène la plus éprouvante que vous ayez vécue et revivez-la en mémoire point par point. Vous devrez vous efforcer de la revivre plusieurs fois, car des détails importants risquent de vous échapper à vos premiers essais.

Il est inutile de vous fixer une limite de temps. Le but de cet exercice est de prendre le parfait contrôle d'un événement passé de façon à pouvoir l'analyser rationnellement. Vous saurez que vous êtes prêt quand vous ne ressentirez plus d'anxiété à revivre la situation sélectionnée.

L'objectif principal est la confrontation d'idées, c'est-à-dire celles que vous aviez au moment où l'événement s'est produit et celles que vous avez présentement.

Reportez-vous d'abord à l'instant où vous anticipiez un danger potentiel. Y avait-il une seule raison de croire à la présence d'un danger réel? Par exemple, si vous étiez aux abords d'un pont, quels sont les risques d'un effondrement soudain ou d'un événement surréaliste vous entraînant dans une situation sans issue? Minimes, pratiquement nuls. Peu importe la situation ou le lieu ayant provoqué vos pensées négatives, vous arriverez probablement à cette conclusion : rien ne laissait présager un danger potentiel. Tout n'était que du « cinéma ».

Dressez maintenant une liste d'endroits que vous redoutez, et associez à chacun le ou les dangers qu'il peut représenter pour votre sécurité. Cette liste pourrait ressembler à ceci :

Endroit redouté	**Dangers anticipés**
Le supermarché	• Il peut y avoir un hold-up. • Y a-t-il des sorties de secours en cas d'incendie? • Quel genre de clientèle y a-t-il, fiable ou non? • Y a-t-il une clinique médicale à proximité?

Endroit redouté	Dangers anticipés
L'autoroute	• Un accident est si vite arrivé, il faut absolument que je sois sur mes gardes car je n'y échapperai pas. • La chaussée est sûrement en mauvais état, je dois me méfier à tout instant. • La vitesse y est sûrement excessive, je devrai avoir des yeux tout le tour de la tête. • Mon auto est-elle en bon état? Si jamais il m'arrivait quelque chose de sérieux, comment ferais-je pour m'en sortir?
L'autobus	• Les jeunes se tiennent toujours à l'arrière, je dois absolument me trouver un siège à l'avant du véhicule. • Je devrai me méfier des passagers, on ne sait jamais ce qui peut survenir. • Le conducteur pourra-t-il m'aider si quelqu'un m'agresse ou tente de me voler?
La rue	• C'est bien connu, on peut se faire agresser même en plein jour, je dois me méfier en tout temps si je vais faire une marche. • Je vais essayer de ne pas trop m'éloigner de chez moi, au cas où j'aurais un malaise.
L'ascenseur	• Au moindre bruit inhabituel, j'appuie sur le bouton d'urgence. • Quel âge peut avoir cet ascenseur, est-il vraiment sécuritaire? • Je vais me tenir le plus près possible de la porte, on ne sait jamais ce qui peut se produire. • Je ne parlerai pas aux passagers, c'est trop dangereux. • Qu'est-ce que je fais si l'ascenseur tombe en panne?

Faites maintenant une liste de lieux que vous appréciez particulièrement et associez à chacun les raisons de votre intérêt.

Lieu apprécié	**Raisons de mon intérêt**
La plage	• Tout le monde sourit sur la plage, c'est tellement agréable. • C'est fou, mais j'ai l'impression que nous sommes tous beaux lorsqu'il y fait soleil. • J'adore voir les enfants qui s'y amusent. • Le sable chaud me revigore, je m'y sens bien.
À un concert	• La musique me fait du bien à l'âme. • C'est un lieu confortable et apaisant. • Les discussions à l'entracte sont toujours intéressantes.
En forêt	• Être en pleine nature me donne de l'énergie. • Le silence de la forêt me calme. • Le bruissement des feuilles dans les arbres est la plus belle musique du monde. • Le chant des oiseaux me comble de bonheur. • La forêt est pour moi un ressourcement essentiel.
Au travail	• Ma compétence est reconnue et je me sens valorisé. • Je suis satisfait quand j'accomplis les tâches qui me sont confiées. • L'atmosphère de travail est détendue et j'y ai beaucoup d'amis. • J'aime à penser qu'on me fait confiance.

En comparant les deux listes, vous vous rendrez compte que les dangers anticipés dans la première n'ont aucune raison valable de survenir à tout coup, pas plus que les plaisirs de la seconde ne puissent être immuables. Tout est une simple question de bon sens. Examinons quelques éléments de chacune des deux listes.

L'autoroute est certes un endroit propice à un accident, mais les risques encourus sont statistiquement infimes si on tient compte des accidents qui y surviennent réellement et le nombre de voitures qui l'empruntent chaque jour. Dans le même ordre d'idées, un individu sur la plage n'est pas plus à l'abri d'une attaque cardiaque qu'au supermarché. Dans un cas ou dans l'autre, tout n'est que supposition. Rien ne peut survenir avant qu'il ne... survienne!

À votre avis, quels sont les risques qu'un ascenseur puisse soudainement dévaler une dizaine d'étages en quelques secondes? Quand avez-vous entendu parler d'un tel incident? Et pourquoi les discussions lors d'un entracte de concert seraient-elles toujours intéressantes? Il n'y a aucune raison d'affirmer une chose semblable. Bien sûr, les probabilités y sont plus accrues que lors d'un cinq à sept bien arrosé, mais ce n'est pas certain.

En somme, les pensées négatives qui conditionnent l'anticipation d'un danger ne sont que chimères. Ce sont ces pensées qu'il faut s'extraire de l'esprit pour parvenir à maîtriser une situation phobogène.

Il va de soi que le but n'est pas d'atteindre un niveau de frivolité nous faisant oublier les dangers de l'existence ou de nous priver des plaisirs de la vie. Emprunter l'autoroute comporte certains risques dont il faut être conscient, de même qu'il faut être conscient qu'on peut être agressé dans la rue. Il faut, somme toute, parvenir à analyser une situation de façon rationnelle, sans plus.

Revenez maintenant à l'analyse de votre comportement lors de la situation phobogène que vous avez préalablement sélectionnée. Lorsque vous vous êtes retrouvé dans la situation appréhendée, quelles étaient les idées qui guidaient votre comportement? Essayiez-vous à ce moment-là de les chasser ou tentiez-vous de fuir le plus rapidement possible? Sachant que vos malaises physiques se résorberaient une fois loin de la situation phobogène, pensiez-vous qu'ils étaient «programmés» par vos idées ou que vous étiez réellement malade? Une fois votre crise de panique terminée, quel était votre état d'esprit et quelle conclusion avez-vous tirée de cette mauvaise expérience?

Notez vos réponses avec le plus de détails possible. Même ce qui peut vous sembler farfelu a de l'importance. Lorsque vous relirez vos notes, vous aurez probablement l'impression que ces événements ont été vécus par une autre personne. Et la raison en est fort simple.

Loin d'une situation phobogène, vos pensées sont tout à fait rationnelles. Vous savez parfaitement, par exemple, que traverser un pont n'est pas nécessairement une situation à risque. Vous connaissez aussi, par contre, les pensées qui vous viendront irrémédiablement à l'esprit si vous vous trouvez aux abords dudit pont. Et vous connaissez également l'importance d'annihiler l'automatisme de vos pensées négatives.

Il a été clairement établi par les recherches qu'une personne agoraphobe, ou toute autre personne souffrant d'une phobie complexe, est parfaitement consciente que ses craintes sont irréalistes et injustifiées. Tous les agoraphobes l'admettent d'emblée. Mais bien que la catastrophe appréhendée n'ait jamais eu lieu, les craintes persistent et la situation s'envenime dans la plupart des cas.

Le comportement d'évitement

Chez une personne agoraphobe, un comportement d'évitement face à une situation phobogène est souvent la seule solution. Dans la plupart des cas, elle préférera altérer sa qualité de vie plutôt que d'avoir à subir les inconvénients de sa condition. Dans certains cas extrêmes, ce type de comportement peut conduire à une réclusion presque totale. La fuite et l'évitement sont alors les seules avenues possibles pour faire diminuer la tension ou éviter d'avoir à la subir. Par contre, ce genre de comportement maintient et amplifie la peur. En évitant la situation phobogène, l'agoraphobe se persuade du bien-fondé de son comportement et entretient la conviction qu'une catastrophe se serait réellement produite s'il l'avait affrontée.

Mais si certains s'abstiennent résolument de fréquenter les lieux associés à leur phobie, d'autres choisissent de faire des tentatives, mais s'en vont dès l'apparition des premiers malaises. Quelques-uns acceptent de faire face à une situation phobogène à la condition d'être accompagnés par une personne de confiance, qui devient pour ainsi dire une bouée de sauvetage quand la situation anxiogène devient trop lourde à supporter. Dans d'autres cas, un médicament tel un antidépresseur peut faire office de garantie sécurisante, mais en l'absence du produit, pas question de sortir! Il est possible qu'un agoraphobe accepte de faire une sortie si on lui laisse établir lui-même le trajet de façon qu'il puisse éviter les lieux ou les situations redoutés.

L'accompagnement par un proche n'est pas forcément utile, car, même s'il donne accès à une qualité de vie supérieure en interrompant l'isolement, il renforce la conviction qu'un danger «réel» pourrait se produire en l'absence de l'accompagnateur. De même n'est-il pas certain qu'on rende service à un agoraphobe en allant faire ses courses à sa place.

Si vous avez besoin d'un accompagnateur, nous vous suggérons de dresser une liste des lieux où il vous est impossible de vous rendre sans être accompagné. Une fois cette liste établie, classez les lieux par ordre de difficulté en commençant par ceux qui vous semblent les plus accessibles sans accompagnateur. Ensuite, fixez à chacun des conditions vous permettant de vous y rendre seul. Par exemple, si le premier endroit de votre liste est le supermarché, vos conditions pourraient ressembler à ceci :

↓

- Je pense être capable de m'y rendre tôt le matin. La faible affluence matinale à ce supermarché me donne davantage confiance. Les files d'attente y sont peu fréquentes et je peux y faire mes courses assez rapidement.
- Si mon mari m'accompagne et m'attend dans l'auto pendant mes courses, je pense être capable d'affronter la situation.
- Je pense être capable de m'y rendre si je restreins la quantité de produits à acheter. Ce sera plus rapide et plus acceptable de cette façon.
- Je pense être capable de m'y rendre s'il fait soleil. Je me sens beaucoup plus calme par les journées ensoleillées.
- J'ai une amie qui travaille comme caissière à ce supermarché. Je vais me renseigner au sujet de son horaire et m'y rendrai lorsqu'elle travaillera. La sachant présente, ce sera plus facile.

Conservez cette liste, elle vous servira pour effectuer vos premières sorties.

Facteur d'entretien 3 : les renforçateurs secondaires

Les renforçateurs secondaires sont les avantages que l'agoraphobe soutire de son dysfonctionnement. Le sachant fragile, sa famille ou ses proches ont souvent tendance à lui porter plus d'attention et, parfois, à le surprotéger. Pour quelqu'un présentant des traits de passivité et de dépendance, ces attentions peuvent être très agréables et réconfortantes, mais pour un agoraphobe, elles deviennent les instruments de sa perte progressive d'autonomie.

Plus les renforçateurs secondaires sont importants, moins l'agoraphobe sera disposé à modifier son comportement ou à persévérer pendant un traitement. Loin d'être bénéfiques, les renforçateurs secondaires lui sont plutôt néfastes. D'autant plus que la situation risque à tout moment de se modifier, par exemple à la suite du décès d'un conjoint ou en raison d'un changement de vie important (rentrée scolaire, nouveau travail, déménagement, etc.).

Si vous pensez que certains renforçateurs secondaires entretiennent votre agoraphobie, notez-les et inscrivez pour chacun d'eux les changements qui vous sembleraient appropriés. Ces notes vous seront utiles pour éviter une rechute lorsque vous commencerez votre traitement.

Facteur d'entretien 4 : les stresseurs chroniques

Nous avons déjà mentionné que les stresseurs chroniques sont un des facteurs précipitants du trouble panique avec agoraphobie, mais ils sont aussi un facteur d'entretien qui n'est pas négligeable. Qu'il s'agisse de problèmes conjugaux, de difficultés professionnelles ou d'une maladie, il s'agit de stress durables qui contribuent à augmenter le niveau d'anxiété, d'où leur rôle dans l'entretien du problème. Si la pression exercée par un stresseur chronique a contribué au déclenchement d'attaques de panique, sa présence constante rend l'individu encore plus vulnérable.

Il y a lieu de vous interroger à nouveau sur votre situation. Si vous pensez subir les effets d'un stresseur chronique, il vous faudra d'abord chercher à en enrayer les effets, soit en communiquant davantage avec les gens concernés, soit, en cas de maladie, en consultant votre médecin.

Repartir à neuf

Votre autoévaluation est maintenant terminée. À la lumière des notes et des observations que vous avez prises, vous devriez être en mesure de connaître les causes du développement de votre agoraphobie et les facteurs qui l'entretiennent.

Vous êtes maintenant sur le point d'entreprendre une démarche de traitement plus active qui vise à éliminer complètement votre agoraphobie ou du moins vous aider grandement à mieux la contrôler.

Nous réitérons qu'il est inutile et même néfaste de vous fixer une limite de temps. Dans la plupart des cas, une période de trois mois est nécessaire avant que des résultats probants soient observés. Dites-vous que chaque pas, si petit soit-il, est important et que le temps n'a pas d'importance. Seuls les résultats que vous obtiendrez sont importants.

Stratégies pour combattre les attaques de panique

Grâce à l'autoévaluation que avez faite et au portrait personnel qui en est ressorti, vous êtes maintenant muni des informations nécessaires pour entreprendre la prochaine étape. Celle-ci consiste à vous préparer à affronter les situations phobogènes auxquelles vous pourriez être confronté. En premier lieu, nous vous expliquerons les principales techniques à appliquer lors d'une attaque de panique, puis nous examinerons différentes façons à votre disposition pour vous permettre de vivre une vie normale.

Vous devez au préalable vous assurer de ne souffrir d'aucun malaise physique réel. À cet égard, nous vous conseillons de passer un examen médical complet.

N'oubliez pas que le temps est votre principal allié. N'essayez surtout pas de précipiter les choses et dites-vous que chaque pas, même le plus infime, est important.

La respiration

Apprendre à bien respirer est essentiel lorsqu'on est anxieux, angoissé ou sujet à l'agoraphobie. Voici une première technique de respiration qui vous aidera à être mieux disposé lorsque vous avez à affronter une situation phobogène.

Assoyez-vous sur une chaise confortable, le dos droit, les jambes légèrement écartées et la paume des mains posée sur vos cuisses. Faites l'exercice suivant :

1. Respirez profondément pendant quatre secondes.
2. Conservez l'air dans vos poumons pendant deux secondes.
3. Expirez lentement pendant cinq secondes.

Répétez cet exercice cinq fois.

Couchez-vous ensuite confortablement sur le dos en joignant les deux pouces des mains sur votre ventre. Vous pourrez ainsi sentir votre respiration.

1. Respirez profondément pendant quatre secondes.
2. Conservez l'air dans vos poumons pendant deux secondes.
3. Expirez lentement pendant cinq secondes.

En répétant cet exercice une dizaine de fois, vous parviendrez à être tout à fait détendu.

N'hésitez pas à faire vos propres expériences quant à la durée d'inspiration et d'expiration. Au fur et à mesure que vous pratiquerez cet exercice, vous parviendrez à découvrir votre rythme personnel et les résultats ne pourront être que meilleurs.

La respiration lors d'une attaque de panique

L'exercice suivant est destiné à vous venir en aide en situation phobogène. Pratiquez-le jusqu'à ce qu'il devienne un automatisme, il vous sera très utile en temps opportun.

1. Respirez profondément et retenez votre respiration.
2. Répétez les mots «je me retiens» quatre fois ou retenez votre respiration pendant environ sept secondes.
3. Expirez lentement tout en pensant à des moments agréables. Vous pourrez ainsi mieux vous détendre.

Faites cet exercice une fois l'heure, quelques fois par jour. À force de le répéter, il deviendra une seconde nature propice à vous aider lorsque vous serez en situation de crise de panique.

Dix conseils à appliquer lors d'une attaque de panique

Lorsque vous êtes victime d'une attaque de panique, ne fuyez surtout pas. Pour parvenir à surmonter votre agoraphobie, vous devez faire face à la situation et tenter de demeurer sur les lieux. L'exercice de respiration qui précède vous aidera à vous décontracter et à vous sentir plus à l'aise.

En vous contractant inutilement, vous faites augmenter votre tension, vous devenez plus anxieux et vos malaises physiques s'accentuent. Rappelez-vous que ces malaises sont passagers, ils ne sont que la répercussion de votre anxiété. Plus vous demeurerez calme en respirant tel que vous l'avez appris, plus la tension diminuera et moins la crise de panique sera intense.

Voici dix conseils qui vous seront très utiles en crise de panique. Ne tentez pas de les apprendre par cœur, vous risqueriez d'embrouiller votre esprit quand le moment sera venu de les appliquer. Simulez plutôt une crise de panique et appliquez-les un à un, puis refaites cet exercice jusqu'à ce que vous les ayez assimilés. Vous pourrez alors les employer en situation réelle.

Dix conseils

1. Même si vous êtes effrayé, instable et bouleversé, laissez venir la peur et faites le deuxième exercice de respiration décrit précédemment. Les malaises que vous ressentez ne sont rien d'autre qu'une réaction exagérée de votre organisme face au stress que vos fausses idées lui imposent.

2. Malgré les sensations désagréables que vous ressentez, vous n'êtes pas malade. Même si elles sont pénibles à supporter, elles ne sont absolument pas dangereuses pour vous. Ne vous en faites pas, il ne vous arrivera rien de catastrophique.

3. Évacuez le plus possible les fausses idées qui ont envahi votre esprit en les remplaçant par des pensées positives. En vous entêtant à retenir de fausses idées, vous ne faites qu'entretenir et même accentuer votre degré d'anxiété. Lorsque vous sentez une recrudescence de votre état anxieux, respirez comme vous l'avez appris. N'essayez pas de fuir et continuez à penser posi-

tivement. Chaque moment où l'anxiété diminue est une preuve que vous êtes capable de prendre le contrôle de la situation.

4. Selon l'endroit où vous vous trouvez, essayez d'être le plus à l'aise possible. Si vous êtes à l'extérieur, appuyez-vous contre un mur ou un poteau à proximité; dans un magasin à grande surface, tentez de trouver un endroit calme; dans une petite boutique, rendez-vous aux toilettes ou demandez tout simplement une chaise pour vous asseoir un moment (prétextez un léger malaise à une cheville). Ne quittez surtout pas les lieux, vos malaises ne sont que passagers, ils vont disparaître en peu de temps si vous demeurez sur place.

5. Ne vous apitoyez surtout pas sur votre sort, ce n'est pas le moment. N'entretenez aucune pensée du genre : «Pourquoi moi?», «Pourquoi suis-je comme ça?», «Que va-t-il m'arriver?» Penser ainsi ne vous mènerait à rien et ne ferait qu'amplifier votre désarroi. Soyez positif, ce que vous craignez n'arrivera pas.

6. Répétez-vous qu'il ne vous arrivera rien de fâcheux. Rappelez-vous que les sensations physiques ressenties en ce moment sont générées par de fausses idées. Regardez autour de vous, y a-t-il une seule personne qui semble en détresse dans ce lieu? L'endroit où vous êtes est sans danger pour tous ceux qui y sont, pourquoi le serait-il pour vous?

7. Respirez profondément et laissez passer la peur. À cette étape, une profonde respiration sera aussitôt suivie d'un apaisement encore plus perceptible que les précédents. Prenez conscience de cet apaisement qui s'opère. Vous commencez à prendre le contrôle de la situation.

8. En freinant les idées catastrophiques, vous remarquerez que votre peur initiale tend à faiblir. Au fur et à mesure que vous détournez votre attention par des idées positives, vous vous sentez plus brave, n'est-ce pas? Bien que tout se passe dans votre imagination pour le moment, vous franchirez bientôt un pas important. À force de vivre et revivre en imagination la situation que vous redoutez, vous vous construisez la carapace nécessaire pour affronter la panique sur le terrain. Une fois que vous vous serez dit «Je l'ai, j'en suis sûr», vous serez en réel progrès.

9. Vos peurs sont maintenant contrôlées, vous vous sentez mieux. Regardez les gens autour de vous, vous êtes maintenant comme eux : serein et préoccupé seulement par la réalité. De quoi aviez-vous peur déjà? Vos craintes se sont-elles révélées aussi catastrophiques que vous le prévoyiez?

10. Maintenant que votre état de panique s'est résorbé, respirez profondément selon la technique déjà apprise et pensez à autre chose. À un moment ou un autre, la première expérience que vous venez de vivre refera surface dans

> votre esprit, analysez alors froidement ce qui s'est produit. Si vous n'avez pu franchir les 10 étapes, cela importe peu pour le moment, vous les franchirez toutes une autre fois. Recommencez jusqu'à ce que vous vous sentiez prêt à affronter vos peurs sur le terrain.

Quand vous aurez franchi l'étape de «répétition» et que vous vous sentirez prêt à franchir la suivante, soit l'affrontement véritable, il se peut que vous éprouviez de la fatigue. C'est normal, affronter ses peurs et passer à travers tout le processus jusqu'à ce que la panique s'estompe demande beaucoup d'énergie physique et mentale. Ne vous en faites pas si le phénomène se produit.

Aide-mémoire

Il est possible que vous ayez quelques difficultés à appliquer les 10 conseils lors des premières attaques de panique auxquelles vous serez confronté. Un aide-mémoire que vous aurez préparé dans un carnet ou inscrit dans le bloc-notes de votre mobile peut vous être d'un grand secours. Que devrait contenir cet aide-mémoire?

Nous vous suggérons d'abord une série d'énoncés destiné à enrayer votre réflexe de fuite immédiate. À l'aide de phrases rassurantes, il vous sera plus facile de résister à la tentation de fuir. En situation de panique imminente, donnez-vous un petit délai pour consulter votre aide-mémoire. Celui-ci devrait naturellement être à la portée de la main, dans une poche ou votre sac à main, par exemple.

Voici quelques suggestions d'énoncés. Lisez cette liste au complet, puis inscrivez les énoncés qui vous semblent les plus appropriés en ordre de priorité. Il va sans dire que vous pouvez insérer vos propres énoncés, dans vos mots.

Suggestions d'énoncés

- J'essaie de nommer tous les membres de ma famille par leur prénom.
- Je demande l'heure à quelqu'un et discute du temps qu'il fait.
- J'essaie de me rappeler mon numéro de permis de conduire ou mon numéro d'assurance sociale.
- Je fredonne mon air favori.
- Je regarde et observe attentivement autour de moi.
- (Si je suis à l'intérieur d'un immeuble) Quelle est la couleur des murs? Quelle couleur aurais-je préférée? Y a-t-il des fenêtres et que peut-on distinguer à l'extérieur? Etc.
- (Si je suis à l'extérieur) Y a-t-il des enfants, des personnes âgées? Quel est l'immeuble le plus haut à proximité et combien a-t-il d'étages? Etc.
- J'essaie de me souvenir des prénoms de mes dix meilleurs amis.
- Comment se nommait ce professeur que j'aimais ou que je détestais tant à l'école?
- Je pense à la dernière blague qu'on m'a racontée.
- Je compte ma petite monnaie.
- Je téléphone à un ami.
- Je me remémore quelques séquences de mon film préféré.
- Je me répète : « Personne ne semble avoir peur ici, pourquoi aurais-je peur? »
- J'essaie d'imaginer le dénouement des derniers épisodes d'un feuilleton télévisé.
- Je compte le nombre de fenêtres du premier immeuble que j'aperçois.

Suggestions d'énoncés

- Je pense à des moments agréables que j'ai vécus récemment.
- Je suis ici depuis cinq bonnes minutes et je résiste toujours. Je continue!
- Quels sont les signes astrologiques de mes amis?
- J'essaie de nommer tous les noms de rue que je connais.
- Qu'est-ce que je pourrais bien m'offrir de particulier en sortant d'ici?
- Que présente-t-on à la télé ce soir?
- Quels cadeaux pourrais-je offrir à l'anniversaire d'une personne qui m'est chère?
- Où irai-je lors des prochaines vacances annuelles?
- J'essaie d'écrire, en pensée, une lettre à ma meilleure amie.
- Quel est le prénom le plus drôle que je connaisse?
- Je pense au meilleur slogan publicitaire que j'ai entendu.
- (Si je suis à proximité d'une voie de circulation) Je compte toutes les voitures rouges.
- Je récite l'alphabet à l'envers.
- Quel âge ont les gens que j'aperçois aux alentours?

De tels énoncés peuvent paraître enfantins ou futiles, ils n'en sont pas moins efficaces en tant que procédé de distraction, de détournement de l'attention sur autre chose que la situation. Essayez, vous verrez.

L'exposition progressive combinée à un plan d'attaque

Pour parvenir à vaincre votre agoraphobie – et c'est la même chose pour pratiquement toutes les phobies –, vous n'avez d'autre option que de vous exposer aux situations redoutées. Certains agoraphobes, après avoir simulé les situations phobogènes, par exemple dans le but d'assimiler les dix conseils à appliquer en cas de trouble panique (p. 76), parviennent à affronter et à vaincre leurs peurs. Mais pour la majorité, les exercices de simulation ne sont pas suffisants, bien qu'ils soient utiles et qu'ils constituent une espèce de mise en condition incontournable. C'est que le niveau d'anxiété est beaucoup trop élevé en situation phobogène. La solution réside alors dans une exposition progressive combinée à un plan d'attaque bien déterminé.

L'exposition progressive consiste à affronter les situations phobogènes en commençant par celles qui provoquent le moins d'anxiété et en progressant vers celles qui en génèrent le plus. À chaque étape, il faut un plan d'attaque, composé notamment d'une série d'actes ou de gestes détaillés à accomplir dans un ordre donné. Il s'agit alors d'appliquer ce plan à la situation anxiogène et à recommencer jusqu'à ce que l'anxiété ait diminué ou disparu. Puis on passe à une autre situation phobogène avec un nouveau plan d'attaque. Et ainsi de suite jusqu'à la situation qui provoque la plus grande détresse et les malaises les plus importants.

Supposons que vous êtes sujet au trouble panique dans les lieux publics et que la situation phobogène la moins redoutable pour vous consiste à vous rendre à un centre commercial à proximité. Votre plan d'attaque pourrait se présenter ainsi :

Plan d'attaque

1. Le but : aller au centre commercial.
2. Formulation du plan d'attaque :
   - m'assurer d'être le plus détendu possible en pratiquant l'exercice de relaxation qui me convient;
   - visualiser le trajet que j'aurai à parcourir jusqu'au centre commercial;
   - diviser le trajet en plusieurs étapes si je ne me sens pas le courage de le faire en une seule; par exemple, m'arrêter en chemin chez un dépanneur pour acheter une bouteille d'eau que je boirai lentement dans l'auto ou en marchant jusqu'à ma destination.
3. Ce dont j'aurai besoin pour me sécuriser dans ma démarche :
   - l'aide-mémoire que j'ai préparé;
   - une revue ou un journal au cas où je devrais prendre l'autobus ou tout simplement pour me détendre en stationnant l'auto à un endroit que j'aurai prévu à l'avance;
   - des photos représentant des personnes que j'aime;
   - suffisamment d'argent pour prendre un taxi si un imprévu survient;
   - mon cellulaire;
   - un sac en papier pour respirer en cas d'hyperventilation (voir page 75);
   - une carte d'identification où sont inscrites les coordonnées de mon médecin traitant ainsi qu'une liste des médicaments que je consomme; inscrire lisiblement sur cette carte : *« Je suis agoraphobe et suis sujet à des attaques de panique. »*

Plan d'attaque

4. Prévenir quelqu'un que je vais au centre commercial.
5. Les règles à observer :
   - ne pas chercher à m'enfuir; je dois absolument demeurer sur place comme je l'ai décidé initialement; il ne m'arrivera rien, tout est bien préparé et je suis en sécurité;
   - faire quelques exercices de respiration avant de partir.

Le plan d'attaque que vous élaborerez en vue de votre première sortie pourrait ressembler à cela. Vous devez toutefois éviter d'être trop ambitieux. Souvenez-vous que vous devez *absolument* prendre le temps de bien vous préparer et qu'il ne sert à rien de vouloir précipiter les choses. Si vous êtes victime de trouble panique avec agoraphobie depuis de nombreuses années, vous devrez faire preuve de beaucoup de patience.

En effet, si l'agoraphobie dont vous souffrez vous empêche de fréquenter un ou des lieux publics depuis une dizaine d'années ou plus, vous vous devez d'être très réaliste. Votre anxiété ayant été entretenue par divers facteurs depuis très longtemps, il est impensable que vous puissiez exécuter un plan d'attaque trop ambitieux ou irréaliste. Le trouble panique ne peut se vaincre que par des petites victoires au quotidien. Une victoire spectaculaire relève de l'utopie. Rebâtir votre confiance est un long processus et cette réalité doit dicter votre conduite.

Votre premier plan d'attaque pourrait même être beaucoup plus simple que dans notre exemple, par exemple faire le quart du chemin vers le centre commercial, puis rentrer chez vous. Si vous y parvenez, votre première victoire est acquise. Dans le cas contraire, c'est-à-dire si vous ne réussissez pas dès la première tentative, ne considérez pas cela comme un échec. Revoyez votre objectif et essayez de nouveau. Il se peut que vous ayez été trop enthousiaste en croyant que ce serait relativement facile. Dans ce cas, choisissez un objectif plus modeste.

L'autodiscipline

À l'inverse de l'attitude négative qui a entretenu votre agoraphobie, vous devez adopter une attitude positive et vous servir de chaque petite victoire pour rebâtir lentement votre confiance. Pour cela, vous devez faire montre d'une autodiscipline à toute épreuve.

À partir d'aujourd'hui, réservez environ une heure par jour pour pratiquer les différents exercices de préparation que vous avez adoptés. Par contre, ne déviez jamais des règles de base du traitement. Prenez tout le temps qu'il vous faut et si vous êtes moins disposé certains jours, ne faites que ce que vous vous sentez capable de faire. Encore une fois, il ne vous servirait à rien de précipiter les choses.

Si vous vous autodisciplinez, que vous appliquez les règles et les exercices proposés, vous pouvez espérez des résultats tangibles en trois mois, peut-être moins.

Pensées négatives et positives

À cette étape de votre démarche, il nous semble primordial de revenir une dernière fois sur les pensées négatives qui sont ancrées dans votre esprit. Comme vous le savez maintenant, ces pensées doivent progressivement être éliminées pour faire place à des pensées plus réalistes et plus saines.

Peu importe les difficultés ou les succès que vous connaîtrez, vous sentirez un jour le besoin de faire le point. C'est à ce moment-là que vous devrez évaluer la place qu'occupent vos pensées négatives versus vos pensées positives.

À cet effet, nous vous soumettons une liste de pensées négatives en regard de pensées positives correspondantes.

Lisez attentivement cette liste et dressez la vôtre en vous en inspirant.

Pensées négatives	Pensées positives
À force de faire toutes ces sorties, je vais finir par m'évanouir. Ou peut-être pire encore.	Je ne me suis jamais évanoui et je n'ai rien subi de catastrophique depuis le début. Je ne vois pas pourquoi ça surviendrait.
J'ai l'impression que certaines choses seront impossibles à faire au cours des prochains jours. J'essaie de me convaincre du contraire, mais c'est très difficile.	Je m'en fais pour rien puisque j'ai déjà réalisé beaucoup de choses qu'il m'était impossible de faire avant. Je continue, lentement mais sûrement.
Est-ce que je vais finir par pouvoir retourner au travail comme avant? Et dans combien de temps?	Je vais sûrement retourner au travail un jour. Je ne sais pas quand, mais ça n'a aucune importance pour le moment. Je vais prendre tout le temps dont j'ai besoin, et après, ce sera formidable. Comme avant!
Si jamais il arrive quelque chose de grave à quelqu'un de ma famille ou à quelqu'un qui m'aide et me comprend, comment vais-je me comporter?	Je ne peux rien contre l'avenir ou ce qui peut survenir. Pour le moment, je me concentre sur moi. C'est la seule manière de garder la maîtrise des événements.
Si j'avais plus d'amis, il me semble que ce serait tellement plus facile. J'ai parfois l'impression que la folie me guette.	Une fois que j'aurai vaincu mes peurs, j'aurai la possibilité de me bâtir un cercle d'amis intéressant. Je n'ai aucun problème de folie. Je le connais mon problème. Maintenant, je vais prendre le temps de le régler, c'est tout.

Pensées négatives	**Pensées positives**
Que ferai-je si je me retrouve dans une situation imprévue?	Si je me retrouve sans le vouloir en situation difficile, j'appliquerai tout simplement ce que j'ai appris jusqu'à présent. Ça marche bien jusqu'ici, je n'ai donc aucune raison de m'en faire. De toute façon, j'ai le contrôle maintenant, je sais exactement quoi faire.
Il y a des jours où je me demande ce que je deviendrai si j'ai vraiment une crise cardiaque.	C'est irraisonnable de penser ça. Je connais très bien les symptômes que je ressens depuis de nombreuses années et rien n'est relié à une cause physique réelle. De plus, si j'avais une mauvaise condition cardiaque, mon médecin me l'aurait dit. Donc, aucune raison de m'en faire avec ça.
Ce serait tellement plus facile si quelqu'un pouvait m'aider ou me guérir.	Je suis la seule personne qui peut régler mon problème. Ça ne donne rien de penser que quelqu'un d'autre pourrait m'aider ou me guérir. De plus, les autres ont déjà leurs préoccupations. J'ai les miennes, un point c'est tout.
Que vont penser les autres si jamais je réagis mal devant une situation difficile?	Les autres ne vont rien penser du tout. Pourquoi penseraient-ils quelque chose de négatif à mon endroit? Ils vont plutôt chercher à m'aider. De toute façon, ils ont autre chose à penser que de se torturer l'esprit pour quelqu'un qu'ils ne connaissent pas. Ils vont m'aider, tout simplement.

Pensées négatives	Pensées positives
Il y a des jours où je n'ai plus la force de continuer.	Si jamais je sens une baisse d'énergie, je ne fais rien cette journée-là. Je recommencerai le lendemain. Ce n'est pas plus compliqué que ça.
Quand j'observe les autres, leur bonne humeur et leur entrain me font vraiment envie.	Je suis justement en train de travailler pour avoir, moi aussi, cette bonne humeur et cet entrain. De toute façon, comment puis-je savoir si les autres sont si heureux que ça?
J'ai encore tellement de pensées négatives qui m'obsèdent.	Si je tiens compte de tout le chemin parcouru jusqu'à maintenant, je dois admettre que certaines pensées négatives sont totalement disparues. J'ai plus de courage que je pensais. Je suis sur la bonne voie.
Je dois faire une sortie en auto prochainement, j'espère qu'il n'y aura pas trop de circulation.	J'ai des bons CD, je les écouterai dans l'auto si jamais je suis coincé dans la circulation. Je pourrai me détendre un peu en attendant que la situation revienne à la normale.

L'assistance d'une personne de confiance

La honte et parfois la culpabilité empêchent beaucoup d'agoraphobes de se confier à des proches. Méconnues de la population en général, les phobies complexes sont souvent perçues comme un dysfonctionnement relié à une forme de maladie mentale, d'où la réticence des agoraphobes à parler de leur problème.

Pourtant, en parler non seulement contribue à rompre l'isolement, mais permet d'expliquer la nature du trouble. L'entourage d'un agoraphobe a plutôt tendance à sympathiser et à offrir son aide. Et à l'inverse du refoulement qui agit comme facteur d'entretien, une ouverture vers les autres contribue à atténuer le niveau d'anxiété et à diminuer les craintes.

Prenons l'exemple d'une personne ayant été victime d'un grave accident d'automobile. Lorsqu'elle se remémore l'événement, son niveau émotionnel est très élevé, car le traumatisme subi est encore présent dans son esprit. Si cette personne conserve pour elle seule les détails de cette mauvaise aventure, il y a fort à parier que cette inhibition deviendra néfaste. En s'ouvrant aux autres, elle prend ses distances par rapport à l'accident et les effets du traumatisme s'estompent avec le temps.

Dans le même ordre d'idées, se confier à une personne de confiance pour un agoraphobe lui permet de partager ses craintes et de créer des liens suffisamment solides pour que la personne choisie accepte de servir d'assistant ou d'accompagnateur.

Ce rôle d'appoint peut être déterminant. Il n'est malheureusement pas possible à tous les agoraphobes de bénéficier du soutien et de l'écoute d'une telle personne, mais si vous avez la chance de pouvoir profiter d'une aide de cette sorte, n'hésitez surtout pas. La présence d'une personne de confiance à vos côtés en situation phobogène vous rassurera davantage.

Voici quelques conseils sur la démarche que vous pourriez arrêter conjointement.

Avec un assistant

1. Votre assistant devra travailler avec vous dès le premier jour où vous déciderez de vous prendre en main.

2. Pour choisir les premières cibles et établir un plan d'attaque, examinez d'abord les caractéristiques de votre phobie avec votre assistant et discutez-en. Prenez tout le temps nécessaire, rien ne presse.

3. Élaborez votre plan d'attaque détaillé avec votre assistant.

4. Votre assistant doit s'engager à vous accompagner chaque fois que vous déciderez de vous exposer à une situation anxiogène. Sa présence rassurante vous aidera grandement.

5. Votre assistant doit aussi s'engager à demeurer auprès de vous pendant toute la période où vous serez dans une situation phobogène.

6. Finalement, votre assistant doit être actif dans son rôle. Il doit tenter de vous rassurer quand vous vous sentez effrayé, discuter avec vous de ce que vous ressentez ou pensez, vous motiver quand vous faites des progrès, vous remémorer les gestes rassurants à effectuer lorsque vous devenez un peu confus et vous réconforter physiquement en vous tenant la main ou le bras discrètement.

En appliquant ces conseils, il vous sera probablement plus facile d'obtenir les premiers succès qui vous mèneront par la suite à une guérison complète ou, à tout le moins, à maîtriser de façon efficace votre agoraphobie. Par contre, même si un accompagnateur ou un assistant constitue une aide très précieuse, vous ne pourrez pas vous fier à cette personne pour le reste de votre vie. Il ne s'agit pas ici de trouver une béquille, mais d'obtenir de l'aide pour faciliter votre réussite. En conséquence, vous devrez graduellement vous éloigner de votre assistant pour ensuite poursuivre votre démarche seul.

Comme dans votre cheminement progressif sur la voie de l'élimination de vos peurs, vous devrez procéder graduellement pour mettre de la distance avec votre assistant, une fois les premiers pas franchis. Par exemple, votre plan d'attaque pour une situation phobogène donnée pourrait prévoir que vous soyez accompagné de votre assistant la première fois, puis que ce dernier soit présent mais pas visible au second essai, qu'il ne vienne vous rejoindre que dix minutes plus tard la fois suivante, qu'il soit ensuite uniquement à portée de communication téléphonique et qu'il ne soit plus là du tout ultérieurement.

CONCLUSION

Le trouble panique avec agoraphobie n'est pas un problème facile à résoudre. Les causes qui y mènent sont nombreuses et insidieuses. Et il faut volonté et patience pour s'en sortir. Le parcours menant à la guérison est semé d'embûches, de frustrations, de questionnements et de doutes. Le goût d'abandonner et de retrouver ses habitudes de réclusion menace constamment. Heureusement les petites victoires, même au prix de grands efforts, sont motivantes. Elle vous inciteront à persévérer.

Rappelez-vous l'importance des petits pas dans votre démarche. Il ne s'agit pas de passer constamment et linéairement d'une situation phobogène à une autre plus inquiétante, mais de faire des progrès pour une même situation phobogène en variant les scénarios jusqu'à ce que vous vous sentiez prêt à envisager une expérience plus difficile. C'est une progression d'un plateau à un autre plutôt qu'en pente raide. Et il se peut que vous passiez beaucoup plus de temps sur un plateau que sur un autre. C'est d'ailleurs ainsi que progressent les alpinistes à la conquête des plus hauts sommets : ils atteignent un plateau, y établissent un camp et prennent le temps d'adapter leur organisme à l'altitude; ils passent ensuite à un plateau plus élevé, certains parfois doivent revenir à un plateau inférieur, incapables de s'acclimater mais déterminés à s'y reprendre un peu plus tard. Et ainsi de suite jusqu'au sommet, c'est-à-dire la réussite.

Il est possible que vous vous sentiez incapable d'y arriver tout seul (et même avec un assistant), que les crises persistent malgré tout, que vous soyez comme l'alpiniste confiné à un certain plateau et qui ne peut vraiment grimper plus haut. Si c'est le cas, n'hésitez pas à faire appel à un professionnel de la santé.

Chapitre 4

LA PHOBIE SOCIALE

Témoignage

Je suis une femme de quarante-trois ans. D'aussi loin que je me souvienne, j'ai toujours eu des problèmes à entrer en relation avec les autres. J'étais une enfant craintive et timide. Je préférais rester seule dans ma chambre plutôt que d'avoir à «subir» les autres. J'aurais voulu avoir des amis, mais je n'y arrivais pas. Et puis, j'étais maladroite.

À l'école, j'étais souvent la cible de moqueries et de méchancetés. Je me sentais seule et triste. Pour compenser ma solitude, je me plongeais dans les livres. J'ai fait de longues études universitaires. Tout pour ne pas intégrer le monde du travail dont j'avais si peur. Mon refuge était l'université.

Finalement, j'ai trouvé un emploi, mais encore là, tout le côté social est affreusement difficile. J'ai toujours de la difficulté à répondre au téléphone, à assister aux réunions du personnel, je me suis toujours sentie à part et je ne participe jamais aux activités sociales du bureau. Je ne me mêle pas aux autres.

Je dois avouer que oui, je souffre de cette solitude. Je peux passer des jours sans voir personne! Et si on

> *frappe à ma porte, je ne réponds pas. Parfois je laisse le téléphone sonner sans répondre. J'éteins la sonnerie, je regarde l'afficheur téléphonique, j'évite les situations sociales, les occasions de rencontres et je m'ennuie souvent. Je me rends compte que j'ai besoin des autres, mais en même temps, leur compagnie me rend tellement anxieuse.*
>
> *Je me sens souvent « nulle » et incapable. Je manque de confiance en moi. Lorsque j'ai peur, je bafouille, je rougis, je tousse nerveusement, j'ai des douleurs dorsales, je tremble. J'ai alors tendance à paniquer et cours me réfugier au plus vite dans un endroit où je peux être seule. Il m'arrive de ne plus être capable de supporter les gens et le bruit. Bref, presque tout m'agresse.*
>
> *Je suis en analyse depuis sept ans et je prends des médicaments qui rendent ma souffrance moins présente. La thérapie m'aide à cerner mon problème, à rebâtir mon estime personnelle et à comprendre pourquoi ma personnalité s'est construite ainsi. Par contre, pouvoir m'exprimer par courriel sur internet et partager mon expérience avec des personnes qui vivent des choses similaires m'apporte énormément de réconfort.*
>
> *Martine T.*

Nous avons tous connu, un jour ou l'autre, une situation anxieuse. Parler en public, par exemple, provoque un état d'anxiété que la plupart d'entre nous parviennent à surmonter. Mais pour certains, environ 3 % de la population, ce genre de situation cause un état de panique tel qu'ils chercheront à éviter ou à fuir cette situation par tous les moyens.

La phobie sociale est ainsi une des formes de phobie les plus invalidantes qui soit. À l'instar des agoraphobes, les personnes atteintes éprouvent des peurs irraisonnées qui les mènent, dans plusieurs cas, jusqu'à l'isolement le plus complet.

LES CARACTÉRISTIQUES DE LA PHOBIE SOCIALE

Principaux signes

Une personne atteinte de phobie sociale éprouve une peur persistante dans toute situation où elle est exposée à l'observation d'autrui. Les caractéristiques habituelles associées à la phobie sociale sont :

- l'hypersensibilité à la critique,
- la crainte d'être jugé négativement ou d'être rejeté,
- une faible estime de soi,
- un sentiment d'infériorité.

S'imaginant que les autres porteront un jugement négatif à son endroit, le phobique social craint entre autres de se sentir humilié ou profondément embarrassé. En contexte social, son état d'anxiété est d'une telle intensité qu'il cherchera à fuir plutôt qu'à devoir supporter les malaises psychosomatiques suivants : sensation d'étouffement, étourdissements, palpitations cardiaques, tremblements, transpiration, sensation d'étranglement, nausées, sentiment d'irréalité, engourdissements, bouffées de chaleur, douleur thoracique, peur de mourir ou peur de perdre le contrôle. Ces symptômes sont en fait les mêmes que ceux de la crise de panique (voir p. 38).

Certaines formes de phobie sociale sont spécifiques (situation particulière redoutée) et d'autres, plus généralisées. Dans le premier cas, il devient presque impossible à l'individu de manger, d'écrire, de se promener ou de travailler sous le regard d'autrui, de parler en public ou tout simplement d'uriner dans les toilettes publiques. Dans le second cas, l'individu a une attitude globale de retrait. En dehors de quelques amis et de membres de sa famille, il est angoissé à l'idée de se retrouver en présence d'inconnus. Il feindra, par exemple, des lacets lâches en présence d'un ascenseur bondé ou déclinera une invitation s'il ne connaît pas tous les invités qui seront présents.

La vie d'un phobique social est en général très compliquée. On a identifié neuf situations particulièrement problématiques :

- utiliser le téléphone ou répondre à un appel;
- être présenté à une personne inconnue;
- rencontrer une personnalité importante;
- recevoir des visiteurs chez soi;
- être taquiné;
- se sentir observé pendant l'exécution d'une tâche;
- parler en public;
- prendre un repas chez soi avec des proches;
- écrire sous le regard d'autrui.

Dans certains cas extrêmes, toutes les interactions sociales posent problème. Même si cela peut paraître invraisemblable, certaines personnes parviennent à éviter toutes les situations où elles pourraient être confrontées à des inconnus. Au prix d'une grande souffrance psychologique, elles s'isolent progressivement, leur vie sociale se bornant à leur famille ou à des amis de longue date. Pour un phobique social de ce type, la moindre activité impliquant une rencontre avec un inconnu représente une épreuve, un état d'anxiété intense. La fuite devient alors la seule issue possible.

La fuite

Contrairement à la phobie simple où il suffit de s'éloigner de l'objet appréhendé sans que la qualité de vie en soit affectée, la phobie sociale pousse un individu à s'isoler progressivement. Ne pouvant supporter le regard des autres et les symptômes psychosomatiques qui en découlent, il cherche constamment à fuir et, de ce fait, handicape de plus en plus sa vie sociale. Il finit même par croire que le pire se serait certainement produit s'il n'avait pas évité la situation.

À l'exemple d'un agoraphobe, le phobique social ressent divers symptômes physiques qui ne sont pas pathologiques. Par exemple, les palpitations cardiaques lui faisant croire qu'il est sur le point d'avoir une attaque cardiaque ne sont que le fruit de son imagination; ce symptôme est provoqué uniquement par la peur des autres et le jugement qu'ils pourraient porter à son endroit.

Cette situation renforce d'ailleurs son comportement. Il fuit la présence d'autrui parce qu'elle provoque des malaises dont il craint l'issue, et ces malaises s'estompent rapidement lorsqu'il fuit. Bref, se sentant mieux lorsqu'il fuit, il continue à fuir pour se sentir mieux.

Les troubles du comportement

L'état d'anxiété intense qu'éprouve un phobique social et les réactions physiologiques qui en résultent influencent profondément son comportement lorsqu'il est confronté à une situation phobogène.

En présence d'inconnus (lors d'une réception par exemple), la première difficulté réside dans son incapacité à communiquer. Peu importe le niveau d'intelligibilité de la conversation, il a la ferme conviction que ses propos ne peuvent qu'être banals. Il lui apparaît alors évident qu'il sera jugé comme un être insipide n'ayant rien à dire d'intéressant. Au bout d'un certain temps, il cherchera à se tenir à l'écart en essayant d'inventer toutes sortes de prétextes ou d'intérêts soudains; faire un inventaire détaillé des tableaux ornant la salle de réception par exemple. À bout d'imagination et se sentant de plus en plus mal dans sa peau, quitter les lieux au plus tôt le hantera. Et progressivement, les sorties se feront de plus en plus rares, jusqu'à l'exclusion.

La gaucherie ou l'abrutissement est un autre comportement que l'on a observé chez les phobiques sociaux. Tendus intérieurement et désirant trop bien faire, ces derniers ne réussissent qu'à se faire remarquer par leur maladresse. De bévue en bévue, une réputation de maladroit chronique leur colle à la peau et, ne pouvant supporter une telle situation, ils finissent par refuser systématiquement toutes les invitations à caractère social.

On a aussi constaté une accélération incontrôlée de la pensée. La tension intérieure que ressent le phobique social en présence d'autrui a pour effet d'accélérer le processus de la pensée en «superposant» des dizaines d'idées et d'images qui surgissent sans que le sujet puisse les analyser de façon adéquate. Il en résulte une confusion où la présence d'esprit et le sens de la répartie sont sérieusement compromis. Les propos deviennent alors hésitants et finissent dans l'incohérence au fur et à mesure qu'une conversation se déroule.

Mais peu importe le type de comportement, tous conduisent à un résultat presque implacable : la crise de panique et l'évitement systématique.

La crise de panique et l'évitement systématique

Lorsqu'un individu atteint de phobie sociale est confronté à une situation phobogène, sa peur d'être jugé négativement ou d'être humilié en public provoque chez lui des malaises physiques qui, en s'accentuant, l'incitent à fuir la situation. Il fait alors une crise de panique. La crise de panique est comme un signal d'alarme déclenché par le corps sans raison valable.

Lors d'une première crise de panique, le sujet croit qu'il est soudainement victime d'une crise cardiaque ou d'un malaise physique de ce type. La soudaineté et l'intensité des malaises physiques poussent même certaines victimes à fuir la situation le plus tôt possible et à se rendre aux urgences. Dans la majorité des cas, les tests physiques relatifs aux symptômes ressentis ne révèlent rien et la victime continue à vivre normalement jusqu'à l'apparition d'une seconde crise.

Au fur et à mesure que les crises de panique surviennent, le phobique social parvient à identifier les situations où elles se produisent, et constatant qu'il lui suffit de les éviter pour en empêcher l'amorce, il les fuit systématiquement.

Dès lors, sa vie sociale est limitée au point où il préfère demeurer dans une «zone de confort» plutôt que d'avoir à affronter les situations qu'il redoute.

Attitudes et diversion

L'anxiété provoquée par la présence d'autrui et le désir incessant de tenir quiconque à distance incitent beaucoup de phobiques sociaux à adopter une attitude froide, voire glaciale, à l'égard des autres. Afin de ne pas révéler leur vulnérabilité, ils préfèrent être perçus comme des snobs prétentieux plutôt que d'être étiquetés timides chroniques.

Dans *La peur des autres* (Odile Jacob, 2003), les psychiatres Christophe André et Patrick Légeron racontent cette histoire de phobie sociale :

> *«Une de nos patientes, extrêmement jolie, mais authentiquement phobique sociale, vivait de façon cauchemardesque les multiples tentatives d'approche et de séduction dont elle était l'objet de la part des hommes de son entourage. Redoutant qu'ils ne*

découvrent sa phobie et se sentant incapable de subir les avances de quelqu'un, ne sachant ni les repousser ni y céder, elle se montrait désagréable avec tout le monde, ce qui, ajouté à sa beauté, suffisait à tenir à distance la plupart des gêneurs. Elle finit d'ailleurs par épouser un compagnon falot et plutôt disgracieux, mais qui avait eu l'intelligence et la persévérance de l'apprivoiser très progressivement. Avec lui, elle se sentait moins inférieure. Leur couple n'a d'ailleurs pas résisté à sa "guérison". Dès qu'elle eut plus confiance en elle-même, elle quitta ce premier compagnon. »

Pour le phobique social, chaque situation où il se retrouve en présence d'autrui est une «période d'examen» durant laquelle il perçoit négativement tous les gestes et les remarques à son endroit. Même si une remarque est positive, il l'interprète comme nécessairement défavorable. Dans plusieurs cas de phobie sociale, la seule arme disponible pour tenir les autres à distance demeure une attitude propre à les éloigner de façon systématique, comme dans l'exemple ci-dessus.

Profondément ancrées dans l'esprit, des pensées automatiques surgissent dès qu'une situation phobogène se présente. Pouvant même aller jusqu'à un fonctionnement mental de type paranoïaque, certaines de ces pensées ressemblent à ceci :

- *Il est sûrement en train de me juger. C'est normal, tout le monde juge tout le monde.*
- *Je ne serai jamais capable de tenir une conversation intelligente s'il vient vers moi.*
- *Je dois à tout prix cacher mes faiblesses, ils vont penser que je ne suis pas à la hauteur.*

- *Je ne serai jamais capable de faire quoi que ce soit qui puisse les intéresser.*
- *Comme d'habitude, je serai le dernier, je ne suis vraiment bon à rien.*
- *On va encore rire de moi, c'est certain.*
- *Je vais encore me tromper, je me trompe tout le temps.*
- *Ils m'ont invité parce qu'ils n'avaient pas le choix.*
- *J'aimerais bien lui parler, mais à quoi ça servirait, je vais encore l'embêter, comme d'habitude. De toute façon, j'embête toujours les autres avec mes stupidités.*
- *Je n'ai tellement rien à dire, ils vont sûrement s'arranger pour que je ne sois pas là la prochaine fois.*

Les docteurs André et Légeron illustrent bien jusqu'où peut mener la phobie sociale : « *Certains choix de carrière s'expliquent. Des médecins phobiques sociaux optent ainsi pour une spécialité qui ne les oblige pas à discuter avec leurs patients, comme l'anesthésie ou la radiologie. Dans d'autres cas, l'histoire est plus dramatique : ainsi, ce patient professeur d'histoire qui finit par renoncer à sa profession pour travailler comme vigile de nuit dans une grande usine, seul moyen de ne pas se rendre quotidiennement malade en affrontant élèves, parents et collègues.* » (*La peur des autres*, Odile Jacob, 2003)

Dans d'autres cas, la phobie sociale peut mener un individu à adopter une attitude agressive à l'égard des autres. Plutôt que d'avoir à avouer les troubles qui le tenaillent, il préférera d'emblée être perçu comme un grincheux ou un malotru.

Complications psychologiques

La phobie sociale peut causer certaines complications psychologiques. On estime qu'environ 70 % des personnes atteintes de phobie sociale souffrent également d'anxiété généralisée ou d'agoraphobie. Vient ensuite l'alcoolisme (20 à 40 %). Beaucoup de buveurs d'habitude sont d'ailleurs des anxieux. Les effets anxiolytiques de l'alcool aidant, les phobiques sociaux se sentent davantage à l'aise pour rompre la glace et surmonter certaines inhibitions. L'état d'anxiété intense qu'ils ressentent normalement devant la réalité est ainsi presque annihilé grâce à l'absorption d'alcool.

Par ailleurs, environ 60 % des phobiques sociaux sont sujets à la dépression. À la longue, l'usure nerveuse, le constant repli sur soi et le doute incessant sur leurs capacités font leur œuvre. Loin d'être le produit d'un mal-être intrinsèque, la dépression qui guette certains phobiques sociaux serait plutôt le produit d'un énorme déficit relationnel et d'un univers restreint occasionné par l'incapacité d'entretenir des relations normales avec autrui.

La phobie sociale dans le monde

Y a-t-il des timides chroniques partout dans le monde? Comme bien des maladies physiques et divers troubles psychologiques, la phobie sociale n'est pas également partagée sur la planète.

Une étude interculturelle portant sur la timidité a montré que certains peuples comptent davantage de timides. Selon cette étude, les peuples les plus timides seraient les Japonais et les Allemands, tandis que les Israéliens et les Juifs vivant aux États-Unis auraient le plus d'assurance.

Le responsable de cette étude, le professeur Zimbardo, a une façon bien à lui de commenter les résultats. Badin, il explique : « Au Japon, si un enfant réussit, ce sont les parents qui en bénéficient; s'il échoue, c'est lui le responsable. En Israël, par contre, si un enfant devient champion, il est choyé. S'il rate, c'est l'entraîneur qui n'est pas compétent, c'est le stade qui était trop bruyant et c'est que le monde entier est contre les Juifs! »

Au Japon, psychiatres et psychologues étudient depuis longtemps le phénomène de l'anxiété sociale dans leur pays. Pour les Japonais, le « taijin kyofusho » (l'anxiété sociale) est un sentiment obsédant de honte à l'idée d'offenser autrui par des odeurs corporelles, des flatulences ou tout simplement par des attitudes qui pourraient être interprétées comme offensantes.

Il existe à première vue une similitude avec la phobie sociale telle qu'on la connaît dans les pays occidentaux sauf sur un point précis et important : la phobie sociale occidentale se caractérise par la crainte de se sentir embarrassé, voire humilié, tandis que, dans le « taijin kyofusho », c'est surtout la crainte de gêner autrui qui prédomine. En d'autres termes, pour les Occidentaux, la peur d'être ridiculisé transcende la crainte de mettre les autres mal à l'aise.

Les différences comportementales entre les deux sociétés peuvent s'expliquer ainsi : chez les Japonais, l'esprit collectif lié au besoin d'intégration dans son milieu a préséance, alors que chez les Occidentaux, c'est l'individualisme et le besoin d'autonomie qui s'imposent.

On peut observer l'équivalence japonaise dans d'autres pays asiatiques. Prônant, comme au Japon, la soumission de l'individu aux exigences du groupe familial et social, les populations chinoise et coréenne auraient, elles aussi, le même comportement vis-à-vis d'autrui.

D'autre part, une étude menée sur de jeunes enfants américains d'origine chinoise a révélé que les enfants chinois étaient davantage portés à la timidité et à l'inhibition que les enfants de souche américaine. Une autre étude, conduite chez des étudiants de Hong Kong, a corroboré la tendance observée chez les peuples asiatiques. Cette étude, portant sur la capacité de ces étudiants à s'affirmer dans des situations sociales, a montré leur difficulté à exprimer des sentiments négatifs à l'égard d'autrui. Leurs valeurs traditionnelles basées sur le respect dû à l'autorité et aux détenteurs du savoir font en sorte que certaines attitudes considérées comme déplacées par eux ne sont pas jugées irrespectueuses par les Occidentaux.

D'un autre côté, la société occidentale est davantage susceptible de susciter le développement d'anxieux sociaux, car elle prône la performance individuelle, l'apparence et le succès personnel. En fait, elle rend encore plus vulnérables les personnes qui « couvent » une anxiété sociale.

Et malheureusement, le réseau internet favorise davantage les comportements d'évitement chez les personnes souffrant de phobie sociale. La communication virtuelle permet à la fois d'entretenir des communications sur le plan social et d'éviter les situations réelles phobogènes. Même que le phobique social peut se dissimuler sous une fausse identité pour assurer la satisfaction de ses besoins sociaux.

TROUBLES DE LA PERSONNALITÉ ET PHOBIE SOCIALE

La phobie sociale, qui va bien au-delà de la simple timidité ou d'une crainte de s'affirmer, se conjugue le plus souvent avec un trouble de la personnalité. Celui-ci est une forme de pathologie d'anxiété, habituellement sérieuse, qui nuit véritablement à l'adaptation d'une personne en société. Il faut préciser qu'un tel trouble ne concerne pas les petits défauts ou les travers que chacun d'entre nous possède, mais certains traits persistants et envahissants qui font souffrir et nuisent à l'adaptation et au fonctionnement d'une personne dans diverses situations sociales. On estime que 5 à 15 % de la population adulte présente un trouble de la personnalité.

Selon le DSM-IV, la référence généralement utilisée en Amérique du Nord par les professionnels en psychologie, le trouble de la personnalité est « un mode durable des conduites et de l'expérience vécue qui dévie notablement de ce qui est attendu dans la culture de l'individu, qui est envahissant et rigide, qui apparaît à l'adolescence ou au début de l'âge adulte, qui est stable dans le temps et qui est source d'une souffrance ou d'une altération du fonctionnement ».

Les différents troubles de la personnalité renvoient aux traits de personnalité, qui sont, toujours selon le DSM-IV, « des modalités durables d'entrer en relation avec autrui, de percevoir et de penser son environnement et soi-même, qui se manifestent dans un large éventail de situations sociales et professionnelles ». Les traits de personnalité peuvent être, par exemple, les croyances bizarres, l'impulsivité, la méfiance à l'égard des autres, le détachement par rapport aux relations sociales, etc.

Les différents traits de personnalité ne peuvent être considérés comme des problèmes sérieux que s'ils entraînent une souffrance et qu'ils nuisent véritablement au fonctionnement social ou professionnel d'une personne. En outre, un trouble de personnalité ne peut être diagnostiqué que lorsqu'il persiste sur une longue période et qu'il n'est pas causé par une situation de stress temporaire, par des symptômes et des réactions dus à des états mentaux transitoires, par un état de dépression, par un trouble psychotique, par une intoxication à une substance ou par l'appartenance à une culture ou à une religion.

Il est difficile de diagnostiquer un trouble de la personnalité, car plusieurs facteurs entrent en ligne de compte : durabilité des traits, différences culturelles, réactions à des stress particuliers, liens avec des troubles mentaux et consommation de drogues. En outre, la personne en proie à un trouble de la personnalité ne considère pas forcément ses traits de personnalité comme problématiques; ce sont pour elle des façons naturelles et inévitables de fonctionner dans les diverses situations sociales auxquelles elle est confrontée. L'autodiagnostic est donc souvent téméraire, et il est préférable de consulter un professionnel de la santé mentale ou psychologique.

Les troubles de la personnalité reconnus

Selon le DSM-IV, il existe dix troubles de la personnalité spécifiques et un trouble de la personnalité non spécifié. La plupart d'entre nous peuvent présenter quelques-uns de ces traits sans qu'il y ait lieu de diagnostiquer des troubles sérieux de dysfonctionnement social. Il se peut aussi que plus d'un trouble se retrouve chez un même individu. Voici les dix troubles de la personnalité spécifiques :

- le trouble de la personnalité paranoïaque;
- le trouble de la personnalité schizoïde;
- le trouble de la personnalité schizotypique;
- le trouble de la personnalité antisociale;
- le trouble de la personnalité limite (borderline);
- le trouble de la personnalité histrionique;
- le trouble de la personnalité narcissique;
- le trouble de la personnalité évitante;
- le trouble de la personnalité dépendante;
- le trouble de la personnalité obsessionnelle-compulsive.

Le trouble de la personnalité paranoïaque

Un individu présentant un trouble de la personnalité paranoïaque est habité par une méfiance constante à l'égard d'autrui dont il interprète les intentions comme malveillantes. Ce trouble se manifeste au début de l'âge adulte et la personne atteinte est obnubilée par au moins quatre des caractéristiques suivantes :

1. Le sujet soupçonne les autres de vouloir l'exploiter, lui nuire ou le tromper, sans raison suffisante.
2. Le sujet doute sans justification de la loyauté ou de la fidélité de ses amis, de ses associés ou de son entourage.
3. Le sujet hésite à se confier à autrui, craignant de façon injustifiée que ses confidences soient utilisées contre lui.
4. Le sujet interprète des événements anodins ou des commentaires dirigés à son endroit comme étant menaçants, humiliants ou ayant des significations obscures destinées à le ridiculiser.
5. Si le sujet se sent blessé, insulté ou méprisé, il devient rancunier.
6. Le sujet contre-attaque impulsivement ou réagit avec colère lors d'événements ou commentaires qui ne sont pas nécessairement dirigés contre lui ou sont de nature à ternir sa réputation.
7. Le sujet doute constamment et avec insistance de la fidélité de son conjoint ou de son partenaire sexuel.

Le trouble de la personnalité schizoïde

Un individu atteint du trouble de la personnalité schizoïde souffre d'une constitution mentale caractérisée par le repli sur soi. Ce trouble se manifeste au début de l'âge adulte, et au moins quatre des caractéristiques suivantes sont présentes :

1. Le sujet ne recherche ni n'affectionne les relations sociales, y compris avec les membres de sa famille.
2. Le sujet opte la plupart du temps pour des activités solitaires.
3. Le sujet n'a que peu ou pas d'intérêt pour les relations sexuelles.
4. Le sujet n'éprouve du plaisir que dans de rares activités, sinon aucune.
5. En dehors de ses parents du premier degré, le sujet n'entretient aucune relation avec des amis ou des confidents.
6. Le sujet semble insensible aux éloges ou à la critique.
7. Le sujet est insensible, détaché et fait preuve d'une affectivité émoussée.

Le trouble de la personnalité schizotypique

Le trouble de la personnalité schizotypique est caractérisé par une gêne aiguë, des aptitudes réduites dans les relations sociales, des distorsions cognitives et perceptuelles, et par une conduite excentrique. Ce trouble se manifeste au début de l'âge adulte, et la personne atteinte est obnubilée par au moins cinq des caractéristiques suivantes :

1. Le sujet croit erronément que les événements, les objets ou les personnes de son environnement immédiat ont une signification particulière et inhabituelle.

2. Le sujet adulte est habité par des croyances étranges et par une pensée magique qui guide son comportement (superstition, don de voyance, télépathie, sixième sens, etc.). Les enfants et les adolescents sont portés par la rêverie ou des préoccupations irrationnelles.
3. Le sujet manque de discernement et est obsédé par des illusions.
4. Le sujet s'exprime de façon incohérente.
5. Le sujet est très méfiant et se croit persécuté par autrui.
6. Le sujet refoule ses émotions.
7. Les comportements et l'aspect du sujet sont étranges, excentriques ou singuliers.
8. En dehors de ses parents du premier degré, le sujet n'entretient aucune relation avec des amis ou des confidents.
9. Même familiarisé avec une situation sociale, le sujet ne parvient pas à faire diminuer son anxiété, celle-ci étant provoquée par des craintes persécutrices.

LE TROUBLE DE LA PERSONNALITÉ ANTISOCIALE

Un individu atteint du trouble de la personnalité antisociale éprouve du mépris pour les autres. Ce trouble se manifeste en général à l'adolescence (vers l'âge de 15 ans) et est caractérisé par au moins trois des manifestations suivantes :

1. Le sujet est incapable de s'adapter aux règles sociales.
2. Le sujet use d'escroqueries et de mensonges et a tendance à tromper les autres par profit ou par plaisir.

3. Le sujet est impulsif et souffre d'un manque de planification.
4. Irritable et agressif, le sujet est souvent impliqué dans des agressions ou des bagarres.
5. Le sujet méprise sa propre sécurité et celle des autres.
6. Le sujet est irresponsable et est incapable de respecter ses obligations.
7. Le sujet est indifférent aux torts qu'il peut causer à autrui.

Le trouble de la personnalité limite (borderline)

Ce trouble s'exprime principalement par des humeurs changeantes, des relations humaines difficiles, un manque de confiance en soi et des comportements auto-agressifs. On associe parfois ce trouble au trouble bipolaire. Voici quelques manifestations de ce trouble, qui apparaissent principalement à l'adolescence. Il en faut au moins cinq pour poser le diagnostic.

1. Le sujet éprouve des sentiments de vide et d'ennui.
2. Le sujet a le sentiment d'être abandonné.
3. Le sujet cultive la dévalorisation.
4. Le sujet abuse d'alcool ou de drogues.
5. Le sujet pratique l'automutilation, présente des conduites à risque et peut effectuer des tentatives de suicide.
6. Le sujet a une extrême vulnérabilité au jugement d'autrui.
7. Le sujet a de la difficulté à identifier et à maîtriser ses émotions.

8. Le sujet peut souffrir d'un trouble de comportement alimentaire (anorexie, boulimie).
9. Le sujet refuse la sexualité.

LE TROUBLE DE LA PERSONNALITÉ HISTRIONIQUE

Le trouble de la personnalité histrionique est caractérisé par une quête d'attention démesurée et des réponses émotionnelles excessives. Ce trouble se manifeste au début de l'âge adulte et se caractérise par au moins cinq des manifestations suivantes :

1. Le sujet est mal à l'aise quand il n'est pas au centre de l'attention.
2. Le sujet se comporte de façon provocante et a un comportement de séduction sexuelle inapproprié.
3. Le sujet se comporte de façon superficielle et souffre d'instabilité émotionnelle.
4. Le sujet utilise régulièrement ses attraits physiques pour attirer l'attention.
5. Le sujet est subjectif dans ses propos et étaye rarement ses opinions.
6. Le sujet a tendance à dramatiser et à exagérer.
7. Le sujet est facilement influencé par autrui ou par les circonstances.
8. Le sujet a tendance à croire ses relations avec autrui plus intimes qu'elles ne le sont en réalité.

LE TROUBLE DE LA PERSONNALITÉ NARCISSIQUE

Le trouble de la personnalité narcissique est caractérisé par un besoin d'être admiré, une estime de soi disproportionnée et un manque d'empathie. Ce trouble apparaît au début de l'âge adulte et se caractérise par au moins cinq des manifestations suivantes :

1. Le sujet a tendance à surestimer ses capacités et se croit supérieur.
2. Le sujet se croit destiné à l'amour idéal, au pouvoir et à des succès continuels.
3. Le sujet estime être une personne unique ne pouvant être compris et apprécié que par des individus de haut niveau.
4. Le sujet est animé d'un besoin excessif d'être admiré.
5. Le sujet s'attend à bénéficier d'un traitement particulier et estime que ses désirs devraient être automatiquement satisfaits.
6. Le sujet n'a aucune réticence à abuser des autres pour parvenir à ses fins.
7. Le sujet est insensible aux besoins d'autrui.
8. Le sujet envie régulièrement les autres et croit qu'il est également envié.
9. Le sujet a un comportement et des attitudes arrogantes.

Le trouble de la personnalité évitante

Un individu atteint du trouble de la personnalité évitante souffre d'inhibition, d'une faible estime de soi et est obsédé par les jugements négatifs qu'on pourrait porter à son endroit. Ce trouble se manifeste au début de l'âge adulte et est caractérisé par au moins quatre des manifestations suivantes :

1. Le sujet évite les activités sociales par crainte d'y être jugé, critiqué, embarrassé ou rejeté.

2. Le sujet est réticent à s'impliquer avec autrui à moins qu'il ait la certitude d'être vraiment apprécié ou aimé.
3. Le sujet est prudent dans ses relations intimes par crainte d'être exposé à la honte et au ridicule.
4. Le sujet hésite à établir de nouvelles relations interpersonnelles, craignant de ne pas être à la hauteur.
5. Le sujet estime qu'il est socialement incompétent, inférieur aux autres et sans attrait.
6. Le sujet est réticent à prendre des risques personnels et à s'aventurer dans de nouvelles activités, craignant d'être embarrassé.

Le trouble de la personnalité dépendante

Le trouble de la personnalité dépendante est caractérisé par un besoin excessif d'être protégé, par la crainte d'une séparation, et il mène à la soumission. Ce trouble se manifeste au début de l'âge adulte et se caractérise par au moins cinq des manifestations suivantes :

1. Le sujet est incapable de prendre des décisions s'il n'est pas conseillé et rassuré à outrance par autrui.
2. Le sujet tente constamment de déléguer ses responsabilités à autrui.
3. Le sujet exprime rarement ses désaccords avec autrui.
4. Par manque de confiance dans son jugement ou dans ses capacités, le sujet évite d'entreprendre de nouveaux projets ou de réaliser quelque chose par lui-même.

5. Le sujet est prêt à tout pour obtenir le soutien d'autrui.
6. Le sujet redoute de se retrouver seul par crainte d'être incapable de se débrouiller.
7. Lorsqu'une relation se termine, le sujet tente désespérément d'établir une nouvelle relation pouvant assurer son besoin intense d'être soutenu et pris en charge par autrui.

Le trouble de la personnalité obsessionnelle-compulsive

Un individu atteint du trouble de la personnalité obsessionnelle-compulsive tente d'obtenir la perfection en tout, est obsédé par l'ordre et impose un contrôle sur son entourage. Ce trouble apparaît au début de l'âge adulte et se caractérise par au moins quatre des manifestations suivantes :

1. Le sujet est fortement préoccupé par des détails qui lui font perdre de vue l'essentiel.
2. Le sujet est souvent responsable de l'échec d'un projet en raison d'un souci du détail exacerbé.
3. Le sujet vénère le travail et la productivité aux dépens des amitiés et des loisirs.
4. Le sujet a tendance à observer une morale à toute épreuve.
5. Le sujet est incapable de se défaire d'objets usés ou sans utilité.
6. Le sujet est réticent à déléguer des tâches ou à travailler en équipe, sauf si on lui assure une soumission à sa façon de faire.
7. Le sujet est parcimonieux par crainte de catastrophes anticipées.
8. Le sujet démontre peu de souplesse dans ses rapports avec autrui et est entêté.

Le trouble de la personnalité non spécifié

Le trouble de la personnalité non spécifié est diagnostiqué lorsqu'un individu présente des traits de plusieurs troubles de personnalité différents sans qu'on puisse le cataloguer dans un trouble spécifique. Par exemple, un trait de personnalité paranoïaque et un trait de personnalité dépendante peuvent se rencontrer chez une même personne. Le trouble de la personnalité non spécifié se manifeste généralement à l'adolescence ou au début de l'âge adulte et est identifié selon au moins deux des caractéristiques suivantes :

1. Le sujet a des difficultés à s'adapter à son environnement social.
2. Le sujet présente des réactions émotionnelles divergentes.
3. Le sujet éprouve des difficultés à établir des relations convenables avec autrui.
4. Le sujet contrôle difficilement ses impulsions.

À noter qu'un trouble de la personnalité observé à l'adolescence ou au début de l'âge adulte, qu'il soit spécifique ou non spécifié, demeure relativement stable au cours des années. Par contre, certains troubles s'estompent avec le temps. Par exemple, on constate souvent une amélioration chez un individu souffrant du trouble de la personnalité antisociale après qu'il a atteint la trentaine. Dans le cas d'un trouble de la personnalité limite, on observe une meilleure stabilité au niveau des relations interpersonnelles lorsque le sujet a atteint la quarantaine ou la cinquantaine. Le trouble de la personnalité évitante, quant à lui, s'estomperait avec l'âge. À l'opposé, les cas de troubles de la personnalité obsessionnelle-compulsive et schizotypique demeurent habituellement sans changements notoires.

Si vous souffrez de phobie sociale au point que vos activités courantes sont perturbées ou que vous n'arrivez pas à mener une vie normale, et que vous vous êtes reconnu dans l'un des troubles décrits ci-dessus, il serait sage que vous consultiez un professionnel de la santé mentale ou psychologique.

Les causes

Différentes études ont démontré que les causes des troubles de la personnalité résultent principalement de l'interaction de facteurs biologiques et environnementaux. Ainsi, le tempérament (déterminé biologiquement) conditionnerait la réaction d'un individu face à son environnement. C'est la corrélation entre le tempérament inné d'une personne et le milieu de vie qui déclenche le développement des traits de personnalité. Par exemple, un enfant naturellement timide peut développer une extraversion acceptable s'il est élevé dans un milieu affectueux et sûr. À l'inverse, des circonstances défavorables pourraient faire en sorte qu'un enfant relativement sûr de lui-même finisse par présenter des troubles d'inhibition. En général, le développement d'un trouble de la personnalité prend racine dans un milieu familial où les besoins essentiels d'un enfant ne sont pas suffisamment comblés.

Les schémas

Un psychiatre américain, A.T. Beck, que l'on considère comme le père de la thérapie cognitive, a développé la théorie des schémas comme modèle explicatif de plusieurs troubles de comportement. Les schémas sont les croyances de base qui déterminent la compréhension qu'un individu a de lui-même, du monde qui l'entoure et d'autrui. Particulièrement marquantes durant l'enfance, ces croyances se façonnent à partir des expériences vécues.

Contrairement à une personne normale dont les croyances de base sont adaptées (elle se croit raisonnablement compétente, est consciente des dangers possibles et sait que certaines personnes peuvent être malveillantes ou non), un individu qui présente un trouble de la personnalité est obsédé par des croyances négatives, rigides et exagérées. Il se croit incompétent, ne parvient pas à discerner les dangers réels des faux et considère que les autres sont indignes de confiance.

Selon le contexte et les événements, un schéma peut être déclenché, latent ou quelque part entre les deux. Une fois déclenché, il est le fondement à partir duquel un individu réagit devant une situation. Chez une personne présentant un trouble de la personnalité, un schéma ou un ensemble de schémas s'activent alors que la réalité ne s'y prête pas. Par exemple, une personne présentant un trouble de la personnalité histrionique peut se conduire de façon grandiloquente dans une entrevue pour un emploi.

Chacun des troubles de la personnalité comporte son lot de croyances et de comportements. Par exemple, une personne atteinte d'un trouble de la personnalité dépendante, se croyant incompétente et incapable de se tirer d'affaire seule, aura tendance à développer des stratégies pour pouvoir compter sur les autres, évitera de prendre ses propres décisions et se défilera devant des défis importants.

Un autre psychiatre américain, J. E. Young, a identifié 18 schémas inadaptés sous-jacents à un ou plusieurs troubles de la personnalité. Selon lui, ces schémas se développent tôt durant l'enfance et s'élaborent au fur et à mesure de l'existence en servant de base pour l'interprétation de la réalité. Ils deviennent dès lors rigides, et le sujet les considère comme incontestables. À noter qu'un individu peut présenter un ou quelques-uns de ces schémas sans qu'il soit nécessairement atteint d'un trouble de la personnalité. Ces schémas sont :

18 schémas

- le sentiment d'abandon et l'instabilité,
- la méfiance et l'abus,
- le manque affectif,
- l'imperfection et la honte,
- l'isolement,
- la dépendance et l'incompétence,
- la peur des événements inévitables,
- la surprotection,
- le sentiment d'échec inévitable,
- la dominance,
- le manque de contrôle de soi,
- l'assujettissement,
- l'abnégation,
- le besoin d'approbation,
- la peur des événements évitables ou négativisme,
- le surcontrôle,
- des idéaux exigeants,
- la punition.

Un individu qui ne souffre pas de trouble de la personnalité adapte ses schémas (ou croyances) en fonction de ses nouvelles expériences. Cette réaction lui permet de développer des comportements variés, adaptés aux différentes situations. Par contre, les schémas inadaptés présents dans les troubles de personnalité ont plutôt tendance à persister. Selon Young, trois types de stratégies ou de processus contribuent à cette persistance : le maintien des schémas (la capitulation), l'évitement des schémas (la fuite) et la compensation (la contre-attaque). Dans la plupart des cas, le recours à un mélange de ces stratégies est favorisé. Ces trois types de stratégies ou de processus se définissent comme suit :

Le maintien des schémas (la capitulation)

L'individu pense et réagit en fonction de son schéma. Le jugement qu'il porte sur les circonstances et sur les autres contribue à raffermir les croyances qui y sont reliées. Ainsi, il cherche à créer des situations pour entretenir ce schéma ou à établir des relations en conséquence. De ce fait, son attention ne se porte que sur les faits qui attestent les croyances erronées qu'il a développées. Par exemple, une personne aux prises avec un schéma d'échec inévitable trouve normal d'avoir échoué à un examen ou d'être exclue pour l'obtention d'un emploi. De même, un individu qui a développé un schéma d'abandon trouvera normal d'investir dans une relation où son partenaire craint de s'engager à long terme.

L'évitement des schémas (la fuite)

Dans ce cas, la personne détourne les pensées reliées à son schéma et évite à tout prix les situations qui peuvent l'aviver. Par exemple, une personne ayant un schéma de dépendance fuit les situations où elle devra agir seule.

La compensation (la contre-attaque)

Dans ce type de comportement, la personne pense et réagit de façon contraire à son schéma. Par exemple, un individu aux prises avec un schéma d'imperfection peut développer un sentiment de supériorité. Il consacre ainsi beaucoup d'énergie pour se bâtir un prestige et choisir ses relations de façon à se sentir supérieur.

Dans la majorité des cas, les personnes ayant des problèmes sociaux causés par un ou des schémas n'en ont pas véritablement conscience. Soit que les croyances qui y sont reliées leur semblent tellement naturelles et évidentes qu'elles ne les remarquent pas, soit qu'elles évitent les situations contraignantes ou qu'elles compensent par un comportement opposé.

Comme l'interprétation des situations vécues est déterminée par des schémas rigides et persistants, des pensées automatiques surgissent et éliminent toute objectivité. Par exemple, une personne ayant un sentiment d'incapacité chronique pense spontanément être incapable de faire quoi que ce soit avant même de songer à analyser la situation. Cette pensée automatique déforme non seulement la réalité, mais contribue également à empêcher de prendre conscience qu'un comportement est illogique ou insensé. L'observation des pensées automatiques ou des divers comportements peut alors contribuer à modifier un schéma inadapté.

VERS LA RÉADAPTATION SOCIALE

Si vous souffrez de phobie sociale, peut-être que vous êtes atteint de l'un des troubles de la personnalité que nous avons décrits et que vous êtes en proie à des schémas qui dictent vos comportements. Comme nous l'avons mentionné, il est difficile de faire soi-même un diagnostic précis, tout comme il est difficile de modifier des schémas ancrés dans l'esprit depuis longtemps, les attitudes qui en découlent et les pensées automatiques qui y sont associées. Nous vous recommandons de consulter un spécialiste (psychologue, psychothérapeute ou psychiatre) digne de confiance qui pourrait vous aider en vous proposant une thérapie appropriée, mais d'ici à ce que vous effectuiez cette démarche et obteniez des premiers résultats encourageants, vous pouvez quand même vous aider vous-même.

D'abord, désirez-vous vraiment sortir de votre isolement? Souhaitez-vous «normaliser» vos attitudes et comportements? Voulez-vous vous réintégrer sur le plan social, retrouver (si tant est que vous en avez déjà eu une) une vie sociale fonctionnelle et gratifiante? Certains des troubles de la personnalité mentionnés ne prédisposent pas à une telle volonté ou à un tel élan, mais si déjà vous avez pris conscience que vous avez un problème, vous avez fait un premier pas crucial. Prendre conscience du problème et nourrir l'intention d'y remédier peuvent parfois suffire à modifier graduellement son comportement et, ce faisant, à parvenir à une réadaptation convenable. La persévérance est toutefois essentielle et, si ce n'est une aide professionnelle, le soutien bienveillant d'un proche, qui vous estime et vous respecte, peut grandement faciliter votre cheminement.

Outre la volonté de vous en sortir, le temps est un facteur primordial. Il est inutile d'entreprendre une démarche visant à se débarrasser d'une phobie sociale si on ne se donne pas tout le temps nécessaire pour y parvenir. Les premiers pas sont difficiles à franchir, mais ils doivent servir de source d'inspiration. Chaque petit gain vers la réhabilitation doit être interprété comme une grande victoire. À l'opposé, chaque revers ne doit pas être perçu comme une défaite. Un revers signifie un temps d'arrêt, sans plus. Un moment de réflexion servant à se préparer pour franchir l'obstacle lorsqu'il se présentera de nouveau.

L'auto-observation

La première étape est l'auto-observation. Vous devrez analyser le plus correctement possible vos comportements dans les situations sociales qui provoquent chez vous une anxiété incontrôlable. Le champ d'observation, même s'il se limite à vous, est vaste; il comprend :

- vos états émotifs généraux;
- les situations où vous éprouvez un état émotif anxieux;
- les pensées automatiques qui provoquent et entretiennent l'anxiété ressentie;
- vos comportements reliés à cet état anxieux.

L'idée n'est pas ici de découvrir précisément votre trouble de la personnalité, même si vous en aurez peut-être une bonne idée. L'exercice n'est pas un test de magazine, mais une réflexion sur vous qui n'a d'autre objectif que de diminuer vos peurs en augmentant ce que l'on appelle vos «compétences sociales». Nous reviendrons plus loin sur ce concept (p. 128), mais pour l'instant vous en êtes au stade de l'auto-observation ou l'auto-analyse.

Prenez votre temps, explorez votre conscience, votre mémoire calmement (de préférence dans un contexte détendu, sans possibilités d'interférences ou de perturbations). Évitez de faire des liens qui vous entraîneraient sur de fausses pistes ou qui exacerberaient vos schémas de pensée les plus négatifs. Concentrez-vous sur les éléments mentionnés.

États émotifs généraux. Vous pouvez vous servir des schémas mentionnés ci-dessus pour passer en revue et analyser ce que vous ressentez profondément en permanence, même quand vous n'êtes pas dans une situation phobogène. Par exemple, où en êtes-vous sur le plan affectif? Vous croyez-vous aimé des autres? Quels autres? Aimez-vous d'autres personnes? Vous aimez-vous vous-même suffisamment? Vous sentez-vous... rejeté, inférieur, incompétent, méfiant, peu sûr de vous, dépendant, honteux, coupable, voué à l'échec? Ce sont tous là des sentiments négatifs. Jusqu'à quel point croyez-vous que ces états émotifs vous affectent et conditionnent vos comportements?

Situations où vous éprouvez un état émotif anxieux. Rappelez-vous maintenant les situations où votre anxiété augmente ou que vous fuyez ou évitez de peur de perdre complètement tous vos moyens. Ce ne sont pas forcément des activités, ce peuvent être aussi des personnes : personnes familières, inconnus, personnes que vous jugez supérieures, nombre de personnes… Sur ce plan, il est possible que vous ne puissiez tolérer d'être entouré de plus de trois ou quatre personnes, d'où la crainte de vous trouver en public ou dans des foules. Hiérarchisez les situations anxiogènes, c'est-à-dire dressez-en une liste en mettant en haut les plus insupportables.

Pensées automatiques qui provoquent et entretiennent l'anxiété ressentie. Qu'est-ce qui vous passe par la tête quand vous vous trouvez dans une situation anxyogène ou phobogène? Pensées de dévalorisation ou d'infériorisation, pensées narcissiques (tout le monde me regarde et me juge)… Êtes-vous incapable de contrôler l'afflux de pensées négatives?

Comportements reliés à cet état anxieux. Enfin, demandez-vous comment vous réagissez à tout ça? Comment vous réagissez aux situations anxiogènes : fuite, panique, agressivité, repli, etc. Comment vous réagissez plus généralement à votre problème d'anxiété ou, en d'autres termes, quelles sont vos stratégies d'adaptation : retrait, isolement, refus de participer, déresponsabilisation, mépris, médicaments, drogues, alcool, etc.

Consignez vos observations dans un carnet ou dans un fichier informatique personnel. L'écriture a un pouvoir non seulement de mémoire, mais aussi de thérapie. Car l'écriture vous oblige à préciser ce que vous ressentez et pensez. Vous devez mettre en mots ce que vous avez en tête, ce qui vous oblige à faire des choix terminologiques. Au besoin, consultez un dictionnaire pour vérifier le sens exact des mots que vous employez. Certains mots peuvent être intimidants, par exemple « agressivité »; oseriez-vous écrire que votre anxiété vous pousse à une certaine violence? Or, si l'agressivité caractérise certains de vos comportements et que vous êtes capable de l'admettre en l'écrivant, vous aurez pratiqué un examen de conscience qui pourra vous être salutaire un peu plus tard.

Vous découvrirez sans doute, au fil de votre analyse, les schémas dominants qui guident vos attitudes et vos comportements. Et cette découverte est une première reprise en main. Vous êtes arrivé à sortir de vous-même en quelque sorte pour vous regarder, sinon tout à fait objectivement, du moins avec un certain détachement. Vous êtes déjà en mesure de penser autrement, donc d'agir autrement.

L'exposition

La tendance des phobiques sociaux à fuir et à se retirer dans un monde solitaire est une constante. Cette solitude imposée par la phobie sociale qui les affecte leur permet d'atténuer l'anxiété qu'ils ressentent et devient rapidement une seconde nature. Une étape importante à franchir dans le but de s'en sortir consiste donc à s'habituer à affronter graduellement les situations redoutées.

Il existe des techniques très simples, dites d'exposition, pour faciliter ce genre de démarche. Ces techniques partent du principe que l'objet de la peur doit être affronté le plus souvent possible, de façon à faire baisser progressivement le niveau d'anxiété.

Pour commencer, reprenez votre liste des situations anxiogènes que vous avez dressée à l'étape précédente. Cette liste est très importante. Il ne faut pas hésiter à la refaire si elle ne vous semble pas correspondre parfaitement à ce que vous vivez.

Le principe de l'exposition consiste à affronter volontairement les situations anxiogènes en commençant par les moins redoutables, puis en remontant dans l'échelle d'anxiété jusqu'aux plus terrifiantes. En fait, ce principe ne s'applique pas qu'à la phobie sociale, mais aussi à toutes les phobies. C'est évidemment plus facile dans le cas d'une phobie simple comme la peur de l'avion, mais, même dans le cas d'une phobie complexe, c'est efficace à condition d'y aller très progressivement et de ne pas passer à un degré de difficulté supérieur tant que l'anxiété aux niveaux inférieurs n'est pas disparue ou ne cause plus de réel problème.

Anticiper la situation en l'imaginant

Vous devez donc choisir pour commencer une situation au bas de votre échelle (c'est-à-dire que vous redoutez mais qui est la moins pire de toutes celles qui vous sont insupportables), puis vous imaginer plongé dans cette situation. Visualisez-la avec le plus de détails possibles. Élaborez une sorte de scénario dans votre esprit.

Essayez de ressentir vraiment les émotions que vous auriez si vous vous y trouviez réellement. Quelles pensées automatiques vous viennent à l'esprit? Quel comportement seriez-vous porté à adopter?

Disons, par exemple, que vous avez choisi une soirée avec des connaissances et quelques inconnus. Vous imaginez que vous arrivez, qu'on vous présente, qu'on vous demande ce que vous faites, comment vous allez, etc. Que ressentez-vous? Peur d'être jugé, rejeté? Êtes-vous capable de répondre aux questions qu'on vous pose? Êtes-vous porté à vous retrancher dans un coin? À retourner chez vous au plus tôt?

Éprouvez-vous un malaise physique en imaginant tout ça? Jusqu'à quel point pouvez-vous «jouer» votre scénario en le supportant? Essayez de combattre chaque pensée automatique qui vous vient à l'esprit en raisonnant si vous en êtes capable. Transformez vos pensées négatives en pensées positives (voir p. 86).

Si vous n'arrivez pas à faire cet exercice jusqu'au bout, c'est peut-être que la difficulté est trop grande. Variez des facteurs.

Par exemple, il ne pourrait y avoir qu'un inconnu à votre soirée, alors que les autres participants sont tous des gens que vous connaissez bien et en qui vous avez confiance.

Répétez l'exercice de visualisation jusqu'à ce que votre niveau d'anxiété ait baissé suffisamment pour que vous puissiez envisager de vivre votre scénario «pour de vrai».

L'avantage de ce procédé, c'est que vous maîtrisez la situation. Vous pouvez la modifier suivant vos réactions anticipées ou même réelles. Vous apprenez ainsi à faire intervenir votre esprit rationnel dans ce qui vous indispose. Et vous prenez confiance en vous. Évidemment, dans la réalité, ça ne se passe pas forcément comme on a pu l'imaginer. Mais comme vous avez mis en scène des détails anxiogènes, vous vous serez entraîné à faire face à des imprévus anxiogènes du même ordre.

Le passage à la réalité

Vous vous sentez prêt à passer à la situation réelle? Si vous n'êtes pas très sûr de vous, faites-vous aider. Mettez un «complice» dans le coup. Quelqu'un de confiance qui saura que vous vous mettez à l'épreuve, qui pourra vous observer et à qui vous pourrez vous confier «à chaud» advenant que tout ne tourne pas rond.

C'est maintenant le temps d'affronter la situation redoutée. Mais vous savez que c'est une sorte de «traitement» pour vous guérir. Vous pouvez alors vous regarder agir, comme si vous étiez un observateur extérieur.

Le «scénario» s'est-il déroulé comme prévu? Avez-vous pu vous ressaisir et maîtriser vos pensées automatiques comme vous le faisiez en imagination? Sinon, comment avez-vous réagi?

Vous devrez peut-être continuer à vous «entraîner» pour faire face à la même situation avec de moins en moins d'anxiété. Si vous n'y arrivez pas, réduisez encore la difficulté, mais persévérez. Si vous y arrivez, êtes-vous prêt à soit augmenter la difficulté dans la même situation (par exemple, en augmentant le nombre de personnes à la réception), soit passer à la situation suivante dans votre échelle de situations anxiogènes?

Il est important que vous vous évaluiez correctement après chaque essai. Prenez le temps de bien noter tout ce qui a bien fonctionné et tout ce qui n'a pas marché selon ce que vous anticipiez. C'est ce petit bilan qui vous dira si vous êtes prêt à passer à l'étape suivante ou à rester au même niveau.

Il est primordial de ne pas aller plus loin si une tentative d'exposition est un échec, car le risque de tout compromettre serait trop grand. À cette étape, la confiance est fragile et il est inutile de vouloir aller trop vite. Il vaut mieux reprendre l'exposition que de risquer un échec à l'exposition suivante. La règle d'or demeure toujours la même : prendre le temps qu'il faut.

Les limites de l'exposition

L'exposition, calquée sur le processus que propose la thérapie comportementale, est une technique de «déconditionnement» qui a fait ses preuves. On peut la pratiquer soi-même – c'est comme si vous jouiez à la fois le rôle de thérapeute et de patient –, mais pour restaurer la confiance, le recours à une autre personne (thérapeute reconnu ou personne de confiance) peut être nécessaire. C'est une première limite, et même un sérieux obstacle si la phobie sociale se traduit par un manque de confiance total en qui que ce soit. Autrement dit, une personne atteinte de phobie sociale qui s'est complètement isolée et a coupé tout lien avec les autres ne pourra probablement pas réussir à surmonter son problème grâce à la seule technique de l'exposition.

Par ailleurs, l'exposition peut être inefficace si la phobie est associée à certains troubles de la personnalité qu'il faut traiter (voir p. 104). On est ici dans l'ordre des causes. Et il ne va pas de soi de mettre le doigt, sans aide, sur les causes réelles du problème, encore moins de les traiter.

Cela dit, si vous croyez que vous êtes capable de faire des premiers pas tout seul sur le chemin de la guérison, allez-y avec la technique de l'exposition. Et même si vous devez consulter, les essais que vous aurez faits de votre propre initiative pour vous sortir d'embarras n'auront pas été vains. Vos observations seront certainement utiles au thérapeute que vous choisirez et vous lui donnerez la preuve que vous désirez vraiment combattre votre problème et vous en débarrasser.

Mieux communiquer

Nous pouvons aborder la phobie sociale sous un autre angle, celui des compétences sociales. On associe en effet souvent l'anxiété sociale à une lacune en cette matière. Et des experts soutiennent que, à l'instar de tout type de compétence, les compétences sociales peuvent s'apprendre et se développer.

Les compétences sociales sont l'ensemble des comportements interrelationnels d'un individu, ceux qui lui permettent d'avoir des échanges efficaces, gratifiants et adaptés avec son entourage. Ces comportements sont soit verbaux soit non verbaux. Ils s'acquièrent en fonction des modes éducatifs, des modèles parentaux et des circonstances de la vie. Selon l'histoire personnelle de chacun, on peut dire que certains individus maîtrisent mieux leurs comportements interrelationnels que d'autres. Fort heureusement, une déficience en compétences sociales n'est pas irréversible.

En faisant l'effort de développer ses compétences sociales, il est possible d'améliorer sa maîtrise de soi en société, un atout majeur quand on souffre d'angoisse en groupe ou carrément de phobie sociale. Le développement des compétences sociales a pour effet de faire passer le sujet du rôle d'observateur à celui d'acteur (qui agit sans arrière-pensée), et l'engagement dans l'action contribue grandement à diminuer le stress. C'est un peu comme l'artiste qui s'apprête à se produire sur une scène ou l'athlète sur le point de participer à une épreuve; le trac peut être épouvantable à l'appréhension de la performance à exécuter, mais une fois dans l'action, il disparaît totalement.

De façon indirecte, une amélioration des compétences sociales conduit aussi à modifier le mode de pensée et augmente le désir d'affronter les situations d'exposition.

L'AFFIRMATION DE SOI

L'affirmation de soi est un des modèles les plus utilisés en termes de développement de compétences sociales. Il existe, en situation sociale, trois types de comportements relationnels : inhibé, agressif et affirmé.

Le type *inhibé*, très souvent caractéristique de la phobie sociale, se traduit par la discrétion, le refuge en marge, l'absence totale d'initiative. À moins qu'il ne débouche sur un dysfonctionnement apparent (une crise de panique, par exemple), il est généralement bien toléré par l'entourage et requiert peu d'énergie. Par contre, il est frustrant et peu efficace pour atteindre des objectifs personnels qui exigent la communication et la socialisation.

Le type *agressif*, qui peut être l'expression d'un trouble de la personnalité, peut être efficace pour atteindre certains objectifs personnels, mais il requiert beaucoup d'énergie et suscite des conflits. Souvent utilisée pour surmonter une faible estime de soi ou même une timidité maladive, l'agressivité est comme un masque ou un système de défense. Le comportement agressif ne signifie pas forcément des gestes violents ou des attaques verbales, il peut s'exprimer sur le mode ironique ou cynique, dévalorisant ou dénigrant les autres (présents ou non), ou sur le mode critique envers tout. Associée à la phobie sociale, l'agressivité ne fait qu'accentuer la tendance à l'isolement et au repli sur soi.

Le type *affirmé* est très efficace pour atteindre des objectifs personnels et est relativement peu incommodant. Il est ordinairement le reflet d'un bel équilibre personnel : la personne sait par exemple écouter mais aussi s'exprimer quand vient le temps; le langage est rarement excessif; la civilité domine.

Les deux premiers types sont plus ou moins innés, s'enracinant du moins dans un lointain passé sinon dans l'enfance, tandis que le troisième est le produit à la fois de l'éducation générale et d'un apprentissage plus spécifique. Être capable de s'affirmer, c'est pouvoir exprimer ce que l'on pense tout en respectant l'opinion d'autrui sans être soumis à un niveau indu d'anxiété.

L'affirmation de soi se développe par un entraînement aux compétences sociales qui ne va pas de soi. Et cet entraînement a débordé largement le domaine de la psychothérapie. De plus en plus d'entreprises nord-américaines sont sensibles à ce phénomène et offrent des cours de développement personnel à leurs employés. Il est également possible de s'inscrire personnellement à des cours.

En général, l'enseignement offert a pour but de préparer les participants à faire face aux situations qu'ils redoutent. On met également l'accent sur les modes de pensée et sur l'aspect égalitaire que doivent avoir les relations entre individus.

Les groupes d'entraide

Il y a de plus en plus de groupes d'entraide pour les personnes souffrant de phobies complexes comme le trouble panique avec agoraphobie et la phobie sociale. Partageant un vécu commun de souffrance, la plupart des membres de ces groupes affirment que le soutien émotif qu'elles y reçoivent est ou a été d'une importance capitale dans leur cheminement.

Nous ne pouvons que vous encourager à rejoindre un de ces groupes si vous ne parvenez pas à atteindre les objectifs que vous vous êtes fixés en vue de vous défaire d'une phobie complexe.

Chapitre 5

PHOBIES SIMPLES : APPROCHES SPÉCIFIQUES

Les processus visant à guérir de phobies complexes comme le trouble panique avec agoraphobie ou la phobie sociale sont aussi efficaces dans le cas de phobies simples, qui n'impliquent qu'un seul objet. Par exemple, la technique de l'exposition, qui consiste à affronter volontairement et progressivement des situations phobogènes pour arriver à maîtriser l'anxiété, vaut aussi pour surmonter et éliminer la peur des ascenseurs ou des avions. Mais chaque phobie a sa spécificité, et il faut savoir passer du général au particulier.

Les peurs irrationnelles que nous pouvons avoir sont innombrables et il n'est pas question ici de les passer toutes en revue (voir la liste complète à la page 179). Certaines d'ailleurs sont rares ou ont très peu l'occasion de se manifester. Ou encore il est facile d'éviter les situations qui les provoquent. Il en est cependant de plus fréquentes qui sont plus ou moins handicapantes, mais qui, à coup sûr, entraînent des angoisses perturbatrices ou déstabilisantes.

La frontière est floue entre peur irrationnelle et phobie. Même si toutes les peurs que nous abordons dans ce chapitre ont un nom à connotation scientifique qui se termine par « ...phobie », elles n'en sont pas forcément, au sens strict ou médical. Elles ne peuvent l'être qu'à la condition de correspondre à la définition d'une phobie simple qu'en donne l'Association américaine de psychiatrie. Rappelons-en les critères d'identification :

- peur persistante d'un stimulus déterminé;
- l'exposition à l'objet phobique provoque une réaction anxieuse immédiate;
- l'objet ou la situation sont évités ou vécus avec une anxiété intense;
- la peur peut nuire au fonctionnement quotidien seulement si l'exposition est constante;
- le sujet reconnaît la nature excessive de ses craintes;
- le stimulus phobogène n'est pas relié à une autre pathologie.

Les peurs qui suivent ne sont donc pas nécessairement des phobies, mais elles peuvent l'être, tout étant question de degré d'anxiété, d'intensité et d'effet sur le fonctionnement de la personne. Les informations et stratégies spécifiques qui sont présentées ici peuvent néanmoins aider toute personne en proie à l'une ou l'autre de ces peurs, quel qu'en soit le degré.

LA PEUR DES AGRESSIONS (harpaxophobie ou scélérophobie)

C'est aussi la peur des voleurs et des cambriolages. En fait, la crainte porte sur deux objets : l'intégrité physique et les biens. C'est une peur qui a un fondement bien naturel, l'agression et le vol faisant partie du comportement humain depuis toujours. Pourtant, la criminalité dans nos sociétés est à un niveau extrêmement faible en comparaison avec d'autres époques. Il reste que les médias, en rapportant les faits divers les plus inquiétants, contribuent à créer un climat général d'insécurité.

Poussée à son extrême, cette peur devient une phobie qui peut empêcher des gens de sortir, les inciter à se barricader et leur faire redouter tous les inconnus, en particulier les étrangers. On est alors près de la xénophobie, un sentiment qui s'est accentué après les attentats du 11-Septembre. Certaines personnes développent des symptômes de panique juste à regarder un film mettant en scène des agressions.

On comprendra que les femmes sont plus à risque, convaincues pour la plupart qu'elles sont moins à même de se protéger ou de se défendre.

La grande difficulté consiste à évaluer le risque pour prendre les mesures de sécurité qui s'imposent. Voici quelques précautions de base destinées à faire la meilleure des préventions possible sans tomber dans le délire paranoïaque :

- Renseignez-vous sur le taux de criminalité dans votre environnement (quartier, ville, région); les statistiques devraient vous rassurer.

- Renseignez-vous sur les lieux à risque et, dans la mesure du possible, évitez-les.

- Évitez de sortir la nuit, surtout dans des endroits peu ou mal éclairés. Si vous devez le faire, faites-vous accompagner.

- Ne tentez pas les voleurs ou les agresseurs en portant des bijoux de prix ou en laissant voir des objets de valeur sur vous.

- Ne tentez pas les voleurs non plus en laissant des objets à la vue dans votre véhicule en stationnement.

- N'oubliez jamais de verrouiller les portières de votre voiture quand vous la quittez.
- À la maison, faites installer un système de sécurité de nature à apaiser vos inquiétudes : un système d'alarme et un éclairage extérieur peuvent suffire. Certains croient que des détecteurs de mouvement sont aussi indispensables.
- Informez vos voisins ou des proches de vos absences, et demandez-leur de surveiller votre propriété quand vous n'êtes pas là.

Et si vous avez pris toutes les précautions que vous jugiez nécessaires mais que vous éprouvez toujours une grande anxiété à l'idée d'une agression ou d'un vol, vous pourriez songer à traiter votre anxiété : relaxation, méditation, régime alimentaire, sommeil, etc.

LA PEUR DES ARAIGNÉES (arachnophobie)

Comme dans la peur des serpents (voir p. 163), il y a bien du dégoût dans l'arachnophobie tout autant que la crainte d'être mordu et d'en mourir. Bien entendu, c'est un risque insignifiant, surtout dans les pays de l'hémisphère nord. Les espèces qui vivent au Canada sont généralement inoffensives pour l'être humain. La seule araignée dont la morsure peut être inquiétante est la veuve noire, présente aux abords des Grands Lacs et au Manitoba. Dans le monde, il existe 34 000 espèces, dont une douzaine seulement sont venimeuses.

Il y a cependant plus de risques de retrouver des araignées dans la maison ou alentour que des serpents. Et le dédain qu'elles inspirent à bien des gens n'est pas fait pour rassurer.

C'est, parmi les phobies, l'une de celles qui se comprend le plus facilement même s'il s'agit d'une peur tout aussi irrationnelle que bien d'autres. Certaines statistiques indiquent que la moitié des femmes et environ dix pour cent des hommes auraient peur des araignées.

Comme pour la plupart des phobies simples, le méthode de l'exposition peut grandement contribuer à atténuer, sinon à faire disparaître les malaises. Observez des araignées sur des images d'abord, puis débusquez-en de réelles et approchez-vous-en graduellement, tout ça en vous donnant tout le temps voulu pour maîtriser votre anxiété ou la réduire. Et n'hésitez pas à vous documenter sur les araignées, plus vous en saurez, moins vous les craindrez.

LA PEUR DES ASCENSEURS (ascensumophobie)

La peur de prendre l'ascenseur est une des manifestations les plus courantes de la claustrophobie (peur des espaces clos) et peut s'assortir d'une peur plus généralisée des hauteurs (voir p. 150). Dans certains cas, il peut s'agir de trouble panique avec agoraphobie, dont il a été longuement question au chapitre 3.

Si vous avez vraiment peur de prendre l'ascenseur au point de ressentir divers symptômes de panique (sueurs, hyperventilation, accélération cardiaque, mal de cœur, nausées…) et que par ailleurs vous n'avez pas d'autres phobies, il est possible que vous parveniez à vous désensibiliser vous-même par la méthode de l'exposition graduelle.

Voici un exemple d'exposition avec échelle du niveau d'anxiété. Le principe est toujours le même : vous ne passez pas à l'étape suivante tant que votre niveau d'anxiété n'a pas régressé ou été ramené au niveau de l'étape précédente.

Échelon	Description	Niveau d'anxiété
1	Observez des ascenseurs en fonction.	Nervosité légère
2	Entrez dans un ascenseur immobile avec un ami.	Tension musculaire, nervosité accrue, sensation de malaise léger
3	Entrez seul dans un ascenseur immobile.	Inconfort, accélération du rythme cardiaque et de la respiration, mains moites
4	Montez et descendez un étage avec un ami.	Anxiété plus manifeste : pouls rapide, muscles contractés, crainte de perdre le contrôle
5	Montez et descendez un étage seul, votre ami vous attendant à la sortie.	Début de panique : cœur qui bat fort ou arythmie, respiration difficile, étourdissements, désir de sortir au plus vite
6	Montez ou descendez deux ou trois étages avec votre ami.	Crise de panique modérée : palpitations, difficulté respiratoire, désorientation, transpiration, perte de contrôle
7	Montez ou descendez deux ou trois étages seul, votre ami vous attendant à la sortie.	Crise de panique majeure : exacerbation des symptômes précédents, terreur
8	Augmentez le nombre d'étages avec votre ami.	↓
9	Montez ou descendez le même nombre d'étages seul, votre ami vous attendant à la sortie.	
10	Prenez l'ascenseur seul.	

LA PEUR DE L'AVION (aérophobie)

C'est une peur très courante, avec tout son cortège de symptômes d'angoisse et de tendance à la panique. On estime qu'une personne sur quatre est victime d'un stress important à la seule idée de prendre l'avion. Certaines personnes ne prennent jamais l'avion d'ailleurs, convaincues qu'elles feront une attaque de panique. Cette peur s'est même accentuée depuis le 11-Septembre, se doublant de la peur du terrorisme. Et il est à noter que les femmes souffrent deux fois plus d'aérophobie que les hommes.

L'objet de cette peur peut être multiple : peur de l'écrasement bien entendu, mais aussi peur d'un détournement, de séjourner longtemps dans un espace clos, d'être malade à bord (sentiment de honte appréhendé). Et cette multiplicité engendre autant de pensées automatiques négatives.

La peur du crash est la plus facile à surmonter quand on sait que l'avion demeure le moyen de transport le plus sécuritaire, statistiques à l'appui. Il est 90 fois plus probable de mourir dans un accident d'auto qu'en avion.

La peur d'être enfermé longtemps ressortit à la claustrophobie. Il se peut que les gens qui craignent le plus cet enfermement aient également peur de se retrouver dans tout lieu clos. Si c'est le cas, il s'agit peut-être de trouble panique avec agoraphobie (voir le chapitre 3), avec la complication qu'il est impossible de fuir la situation. Il faut se persuader que c'est un mauvais moment à passer, mais dont on peut atténuer les effets en adoptant les stratégies proposées plus loin.

La désensibilisation par visualisation

Il n'est pas possible, comme pour d'autres phobies, de pratiquer la technique de l'exposition graduelle pour vaincre sa peur de l'avion. Il faudrait pouvoir, par exemple, monter à bord d'un avion immobile, puis d'un avion qui se déplace sur terre sans s'envoler, ensuite d'un avion qui décolle pour un très court vol, puis pour un vol plus long, etc. Ce serait irréaliste ou trop coûteux.

Il existe cependant une méthode de rechange que l'on appelle la «désensibilisation par visualisation». C'est la même méthode graduelle par échelons, mais tout se passe dans votre tête. Il faut donc que vous ayez une bonne concentration, de préférence dans un environnement tranquille où vous ne serez pas dérangé.

L'important est que vous soyez capable d'alterner entre les scènes d'exposition à la situation angoissante et une scène imaginaire qui vous procure beaucoup de réconfort. La durée de l'exposition variera en fonction de l'anxiété ressentie, mais elle ne devrait pas se prolonger au-delà d'une minute. Vous progresserez ainsi d'un échelon à l'autre comme dans une exposition directe en temps réel.

Voici un exemple d'exposition imaginaire qui fait appel à une échelle de désensibilisation progressive. Les situations sont de plus en plus angoissantes, comme vous pouvez le constater. Il s'agit de réduire le niveau d'anxiété à chaque étape pour le ramener, dans la mesure du possible, à la nervosité légère ou à un stress contrôlé.

Il y a une première séquence où vous êtes accompagné, puis la seconde où vous êtes seul. Vous pouvez expérimenter les deux premières situations dans la réalité après les avoir imaginées. Mesurez bien vos réactions. Et évitez de passer d'un stade à un autre tant que vous ne maîtrisez pas suffisamment votre anxiété.

Échelon	Description	Niveau d'anxiété
1	Vous êtes avec un ami, vous vous rendez à un aéroport et regardez un avion; faites-en le tour en voiture.	Nervosité légère
2	En compagnie de votre ami, entrez dans le terminal et regardez des avions décoller et atterrir.	Tension musculaire, nervosité accrue, sensation de malaise léger
3	Toujours accompagné, présentez-vous à un comptoir d'enregistrement, puis passez les contrôles pour vous rendre dans une salle d'embarquement.	Inconfort, accélération du rythme cardiaque et de la respiration, mains moites
4	Encore avec votre ami, montez dans l'avion et gagnez vos sièges.	Anxiété plus manifeste : pouls rapide, muscles contractés, crainte de perdre le contrôle
5	Attachez votre ceinture, l'avion décolle.	Début de panique : cœur qui bat fort ou arythmie, respiration difficile, étourdissements, désir de sortir au plus vite
6	Vous êtes en vol, il y a des poches d'air, mais le vol est court (une trentaine de minutes).	Crise de panique modérée : palpitations, difficulté respiratoire, désorientation, transpiration, perte de contrôle
7	Vol plus long : 1-2 heures.	Crise de panique majeure : exacerbation des symptômes précédents, terreur ↓
8	Vol transocéanique : 6-8 heures.	
9-16	Refaites la séquence (étapes 1 à 8) seul.	

Stratégies

Avant le départ. Il serait bon que vous vous initiiez à certaines techniques de relaxation (voir p. 49). Vous pouvez suivre un cours, ou même vous inscrire à des séances de désensibilisation offertes par des groupes ou certaines compagnies aériennes. Ou encore consultez des sites internet comme www.peuravion.com.

Essayez d'atténuer votre stress avant le jour du départ, même si vos préparatifs bousculent un peu vos habitudes. Le jour du départ, après une bonne nuit de sommeil autant que possible, mangez légèrement et diminuez les excitants (café, alcool, tabac). Si vous le jugez absolument nécessaire, vous pouvez vous faire prescrire un tranquillisant, mais évitez les médicaments en vente libre, qui risquent d'être inappropriés ou contre-indiqués. Portez des vêtements dans lesquels vous êtes à l'aise et présentez-vous suffisamment à l'avance à l'aéroport. Tentez d'obtenir un siège à votre goût.

Avant le décollage. C'est là que peut commencer à se développer la claustrophobie. Surtout quand l'attente est longue une fois les portes refermées. Mettez-vous à votre aise, essayez de contrôler votre respiration et relâchez-vous. Au besoin, faites un exercice de relaxation. Essayez de penser à autre chose en bavardant avec un voisin, en lisant ou en écoutant de la musique.

Pendant le décollage. C'est à la fois impressionnant et angoissant : comment une masse si lourde peut-elle s'envoler? Sachez que le risque d'accident est encore plus négligable à ce moment. Et continuez à vous relaxer. Si vous êtes suffisamment détendu, vous pouvez peut-être regarder par le hublot (si le temps et l'heure du jour le permettent), le spectacle du paysage urbain ou naturel qui rapetisse est toujours sidérant.

En vol. Si vous ne pouvez dormir, occupez-vous : en bavardant, en lisant, en écoutant de la musique (apaisante), en regardant la télévision ou un film, en mangeant, ou même en méditant. Évitez la caféine et l'alcool. En cas de turbulences, suivez bien les directives.

À l'atterrissage. La descente peut être éprouvante, mais dites-vous que le pilote connaît bien son affaire. Si vous entendez un bruit sourd, c'est la sortie des aérofreins au niveau des ailes : ce n'est que normal! Presque tous les vols sont normaux d'ailleurs, se déroulant sans incident.

LA PEUR DES CHIENS (cynophobie)

La peur des chiens, qui se rattache à la peur plus généralisée des animaux (zoophobie), a un fondement naturel. Il est normal pour l'espèce humaine de craindre les animaux prédateurs. Mais c'est oublier la domestication, qui a rendu les chiens (et d'autres animaux comme les chats) relativement inoffensifs. Ce qui ne veut pas dire qu'il ne faut pas prendre certaines précautions.

La peur des chiens s'enracine souvent dans l'enfance, par suite d'une mauvaise expérience (s'être fait mordre ou attaquer par exemple) ou faute de contact. Dans certaines familles, on entretient d'ailleurs l'idée que les chiens sont dangereux.

S'il n'y a pas de chiens dans votre entourage et même si vous êtes terrorisé à l'idée d'en rencontrer un, il n'y a sans doute pas lieu de suivre une thérapie. L'évitement peut vous suffire comme stratégie. Par contre, s'il y a un ou des chiens qui vivent à proximité et si vous devez modifier vos habitudes de vie, vous empêchez de sortir ou faites de réelles crises de panique quand vous apercevez ou entendez l'un d'eux, il serait peut-être utile de consulter un thérapeute, qui vous aidera à trouver les causes de votre phobie et à vous « désensibiliser ».

Stratégies

La plupart des stratégies pour sinon se guérir de sa peur des chiens, du moins l'atténuer et ne pas en aggraver les conséquences, gravitent autour de l'attitude. Vous devez tendre à avoir une attitude passive et indifférente à l'endroit de tous les chiens auxquels vous faites face, s'il vous est impossible d'éviter ces rencontres.

- Ne montrez pas à un chien qui vous semble menaçant que vous avez peur. Ne le regardez pas dans les yeux, ne vous enfuyez pas, ne reculez pas, ne vous faufilez pas nerveusement, ne criez pas… Ce sont là des signes que le chien pourrait interpréter comme provocateurs ou conflictuels.
- Si un chien s'approche de vous, ignorez-le, gardez votre sang-froid. Une fois qu'il vous aura reniflé et saura que vous n'êtes pas une menace pour lui, il s'en ira. Si vous tentez de le repousser, il pourrait se sentir agressé et réagir en conséquence. Ou encore il pensera que vous voulez jouer avec lui et vous sollicitera davantage.
- Si vous essayez de maîtriser votre phobie des chiens en allant au-devant d'eux, soyez quand même prudent et évitez toute maladresse. Ne caressez pas l'animal à moins qu'il ne vous y invite (par exemple en tendant une patte). Ne le prenez surtout pas dans vos bras même s'il est petit. Choisissez des bêtes calmes et obéissantes (bien dressées) pour vos expériences, et faites-les quand leur maître est présent.

• Comme pour toute désensibilisation à une phobie, procédez graduellement. D'abord en regardant des photos de chiens ou des films mettant en scène des chiens, puis en vous rendant dans des lieux où il y en a mais où vous êtes protégé (une animalerie, par exemple), ensuite en abordant des petits individus doux et gentils.

Vous pouvez toujours envisager d'adopter vous-même un chien comme animal de compagnie, mais renseignez-vous sur les races. Il y a des races plus agressives que d'autres : les pitbulls, fox-terriers, schnauzers, yorkshires et cockers sont réputés par exemple plus dangereux que les colleys ou les bichons maltais. Mais c'est souvent le dressage qui fait la différence. Il est peut-être important que vous connaissiez le pedigree du chien que vous voulez adopter, mais il est encore plus fondamental que vous sachiez comment il a été dressé et à quelle fin. Et sachez que dans chaque race, il y a des chiens dominants et des chiens dominés. Si vous avez souffert de phobie des chiens, optez pour un individu en bas de la hiérarchie, qui sera plus facile à dresser et enclin à vous obéir. Normalement, l'éleveur devrait pouvoir vous renseigner là-dessus. Sinon, ne prenez pas de chance.

LA PEUR DE CONDUIRE (amaxophobie)

Cette peur s'assortit d'une autre peur, celle des accidents (dystychiphobie). Conduire un véhicule automobile est très stressant pour certaines personnes : elles sont nerveuses ou colériques, et peuvent serrer le volant au point d'en avoir les jointures blanches. Elles craignent d'avoir un accident, d'être en retard, d'être critiquées par leurs passagers, d'être agressées par un autre automobiliste atteint de rage au volant, de passer dans un tunnel, de tomber en panne, etc. Ce comportement n'est évidemment pas très sécurisant pour les passagers, ni pour les autres usagers de la route d'ailleurs. Les conducteurs qui reconnaissent avoir un tel problème essaient de conduire le moins possible, évitent de prendre le volant la nuit ou dans des conditions météo défavorables, et renoncent à prendre des passagers.

Il est possible que cette peur repose sur un problème physique qui empêche d'avoir la maîtrise parfaite du véhicule, par exemple un problème de coordination ou de vision. Se trouver enfermé dans un véhicule peut aussi déclencher une forme de claustrophobie. Ou l'anxiété peut tenir à la réminiscence d'un accident de voiture plusieurs années auparavant.

Si vous avez peur de conduire, il vaut peut-être la peine de réévaluer vos aptitudes à piloter une voiture. Car vous avez la responsabilité de conduire en toute sécurité.

Stratégies

Vous devez absolument conduire même si c'est une situation qui vous angoisse? Voici quelques stratégies susceptibles de vous faciliter l'expérience :

- ne conduisez que si vous êtes détendu; évitez de consommer des stimulants avant de prendre le volant, ce qui comprend l'alcool bien sûr, mais aussi le café et les boissons gazeuses; faites des exercices de relaxation ou de visualisation avant d'entreprendre un trajet;

- assurez-vous que votre véhicule est en parfaite condition et que les vitres sont bien dégagées; réglez vos rétroviseurs de façon que votre champ de vision soit le plus large possible;

- assurez-vous d'un maximum de confort, mais évitez les distractions qui pourraient vous déconcentrer ou faire baisser votre vigilance, comme un cellulaire ou de la musique à haut volume;
- voyagez avec des gens que vous aimez;
- essayez de réagir calmement, avec humour ou détachement dans des situations irritantes, comme un véhicule qui vous suit de trop près, un autre qui vous coupe, un embouteillage ou une sortie d'autoroute ratée; n'essayez surtout pas de vous venger des conducteurs qui font preuve d'incivilité;
- faites des pauses si vous avez une longue route à faire et que vous sentez votre anxiété augmenter.

LA PEUR DU DENTISTE (dentophobie)

Les gens craignent les dentistes deux fois plus que les médecins. Pourquoi la peur du dentiste est-elle plus répandue que celle d'autres professionnels de la santé? C'est peut-être à cause de pénibles expériences à répétition durant l'enfance ou des traitements effectués dans une partie très sensible du corps humain. Les dentistes traînent par ailleurs leur mauvaise réputation d'arracheurs de dents, qui remonte à l'époque où il n'y avait pas d'anesthésie et où il n'était pas rare qu'une intervention attaquât un nerf à vif. Il y a aussi des gens dont le seuil de tolérance à la douleur est très bas et pour qui la seule perspective d'un traitement douloureux est profondément angoissante.

Si vous redoutez les visites chez le dentiste et reportez sans cesse vos rendez-vous, vous souffrez peut-être de dentophobie. À moins que vous soyez vraiment incapable d'entrer dans un cabinet de dentiste, vous pouvez surmonter votre anxiété de plusieurs façons.

Stratégies

- D'abord, combattez les pensées négatives en vous disant que, de nos jours, les traitements des dents sont généralement indolores ou tout au plus incommodants vu la position. Les instruments sont précis et sophistiqués, les professionnels (qui incluent les hygiénistes) sont délicats et prudents, et se soucient que vous ne souffriez pas.

- Ne craignez pas de dévoiler votre peur à ces professionnels. Ils sont habitués et s'efforceront de vous traiter dans les conditions les plus rassurantes pour vous. Outre l'anesthésie (totale ou partielle), il y a des techniques d'hypnose qui peuvent être très efficaces chez certains patients.

- Essayez de vous présenter chez le dentiste à un moment où vous n'êtes pas trop stressé, que ce soit pour des raisons familiales ou professionnelles.

- Pour vous préparer, vous pouvez faire des exercices de visualisation : vous imaginez votre visite, vous vous voyez sur la chaise, vous ouvrez la bouche, on vous traite avec les instruments coutumiers, tout se passe bien, vous relaxez.
- Dans la salle d'attente, vous pouvez peut-être engager la conversation avec d'autres patients, vous moquer gentiment de vous-même en racontant votre peur.

> • Pendant le traitement, n'hésitez pas à signaler tout malaise, même si vous ne ressentez pas de douleurs particulières aux dents ou aux gencives. Au besoin, demandez un calmant.

Certes, les visites chez le dentiste sont rarement des parties de plaisir, mais elles peuvent se dérouler dans un contexte amical et sympathique qui peut fortement contribuer à atténuer votre anxiété.

LA PEUR DE L'EAU (hydrophobie)

Certaines personnes ont peur de l'eau au point qu'elles refusent de naviguer, même à bord d'une embarcation pourvue de tous les dispositifs de sécurité. Cette phobie peut provenir d'une mauvaise expérience lors d'une baignade ou d'une excursion sur l'eau qui a mal tourné; être témoin d'une noyade peut également déclencher une crainte maladive d'aller à l'eau.

La plupart des hydrophobes qui consultent pour suivre une thérapie réagissent bien à cette dernière et parviennent souvent à oublier leurs expériences traumatisantes.

Une stratégie importante dans la lutte contre cette peur consiste à suivre des cours de natation. Vous apprendrez à trouver un style de nage où vous serez à l'aise et qui vous permettra de dissiper vos craintes dans l'eau, même si vous perdez pied.

Par ailleurs, apprenez les règles de sécurité concernant la baignade et la navigation : endroits sûrs, équipement, météo, etc. La prévention est une excellente stratégie pour combattre la peur de l'eau. Quand on se sent en sécurité, on arrive plus facilement à maîtriser les émotions irrationnelles et à contrecarrer les pensées négatives qui peuvent surgir au moment où on se trouve sur une plage ou sur un plan d'eau.

LA PEUR DES HAUTEURS (acrophobie)

« Avoir le vertige » est une sensation probablement naturelle que ceux qui disent en souffrir éprouvent quand il se trouvent dans les hauteurs à proximité du vide. On parle aussi de « peur du vide », qui contraint à éviter les falaises, les balcons des étages supérieurs ou même les montées dans des échelles. C'est le plus souvent un réflexe de sécurité sans conséquence.

Avec l'acrophobie cependant, on est dans un problème beaucoup plus handicapant. L'idée même de se retrouver dans les hauteurs provoque alors des symptômes d'anxiété qui peuvent affecter le comportement ou la santé. Habiter plus haut que le deuxième ou troisième étage d'un immeuble, travailler dans une tour à bureaux, faire du ski ou marcher en montagne devient alors impensable.

Si la situation phobogène ne peut être évitée, l'acrophobe devra peut-être se soumettre à une psychothérapie ou, à tout le moins, tenter un autotraitement progressif de désensibilisation.

Certains groupes de thérapie vous emmènent sur une montagne bordée par une falaise et vous demandent de marcher lentement vers l'escarpement. Vous pouvez faire demi-tour si vous en êtes incapable. Il vous appartient de décider d'avancer encore, de rester là où vous êtes le temps que votre anxiété s'apaise ou de rebrousser chemin.

Vous pouvez aussi expérimenter une « exposition » graduelle dans un immeuble comptant plusieurs étages. À chaque étage, vous devez regarder par une fenêtre et, si possible, sortir sur un balcon. Votre progression peut se faire fenêtrebalcon à chaque étage jusqu'au dernier étage, ou fenêtre à chaque étage jusqu'au dernier, puis balcon à chaque étage jusqu'au dernier. Comme toujours avec une telle méthode, il faut y aller graduellement et ne jamais passer à une étape avant que vous ayez maîtrisé votre anxiété à l'étape précédente.

L'aboutissement extrême de la méthode d'exposition consisterait… à sauter en parachute. C'est radical, mais certains acrophobes s'en sont trouvés guéris instantanément.

LA PEUR DES MALADIES (hypocondrie)

C'est une peur très ancienne, puisque Hippocrate lui-même, le père de la médecine, avait remarqué que certaines personnes se croyaient atteintes de maladies affectant les «hypocondres», un terme d'anatomie qui désigne les parties latérales de la région supérieure de l'abdomen. D'où le nom d'hypocondrie qu'on a donné à cette peur.

L'hypocondrie est même davantage qu'une peur : c'est la conviction d'être malade alors qu'aucun test diagnostique ne permet de conclure qu'il y a une véritable affection, une lésion ou un dysfonctionnement organique. Cette conviction se caractérise par une angoisse ou une anxiété qui peut entraver le fonctionnement normal de celui qui l'éprouve, d'où son caractère phobique. L'hypocondriaque peut aller jusqu'à ressentir des douleurs physiques réelles reliées à ses maux imaginaires.

Les hypocondriaques se plaignent souvent de malaises digestifs, se croyant atteints de maladies graves comme le cancer du foie ou de l'estomac. Ou ils redoutent les maladies « à la mode », dont les médias parlent abondamment, comme le sida, le cancer du côlon, le cancer du sein ou la grippe la plus virulente.

L'hypocondriaque ne fait pas semblant, il est réellement persuadé d'être malade. Et sa conviction se traduit par une peur exagérée et complètement irrationnelle de la douleur et de la mort. C'est vraiment une phobie.

L'hypocondriaque passe son temps à s'examiner et à se tâter, à l'affût de la moindre douleur ou du moindre symptôme de désordre physique, et il interprète toute sensation corporelle inhabituelle comme un signe de maladie. Ce comportement l'incite à consulter fréquemment, parfois plusieurs médecins différents, et à passer une pluralité d'examens qui confirmeront «sa» maladie. Mais on ne trouve rien et l'hypocondriaque s'en trouve frustré. Il peut développer un sentiment d'agressivité envers le corps médical, qu'il trouve «incompétent».

Il y a, à la base de cette phobie, une insécurité profonde. Le psychiatre Russell Noyes a signalé, dans la revue *Psychosomatic Medicine*, que les hypocondriaques sont insécures dans leurs relations. Et de tels patients ont de bonnes chances d'être également insécures dans leurs relations avec les médecins. Plus ils se sentent insatisfaits quand ils consultent, plus ils sont portés à faire du « magasinage » de médecins, et plus leur insécurité s'en trouve renforcée.

Les causes de l'hypocondrie restent mal connues. Certains pensent que cette phobie pourrait être d'ordre génétique ou qu'elle pourrait s'être développée auprès de parents qui avaient des réactions exagérées face à la maladie ou de proches qui avaient très peur des maladies. L'hypocondrie commence généralement dans l'enfance ou au début de l'âge adulte et peut se prolonger toute la vie.

Selon certaines sources, jusqu'au quart des patients qui consultent des médecins de famille pourraient être atteints d'hypocondrie, et autant d'hommes que de femmes, mais une recherche effectuée par l'Université de l'Iowa en 2003 montre que la proportion d'hypocondriaques est beaucoup moindre, se situant plutôt entre 4 % et 9 % des patients.

Croyances

La mauvaise interprétation que les hypocondriaques font de leurs sensations physiques et des informations que leur transmettent les médecins ou les médias résulte souvent de croyances non fondées ou irrationnelles, comme dans la plupart des phobies. Voici quelques exemples de ces croyances :

- tout changement dans le corps est le signe d'une maladie sérieuse;
- si on ne consulte pas au moindre signe alarmant ou dès qu'on décèle quelque chose d'inhabituel, il risque d'être trop tard pour guérir;
- il faut s'examiner régulièrement pour détecter tout symptôme de maladie grave;
- je dois avoir les mêmes maladies qui ont affecté mes parents.

La peur des microbes

On peut rattacher à l'hypocondrie la peur des microbes (bacilliphobie ou microbiophobie), mais il s'agit davantage d'un trouble obsessionnel-compulsif (TOC). La personne ne se croit pas malade, mais est convaincue qu'elle peut attraper toutes sortes de bactéries et de virus dans son environnement si elle ne fait pas attention. Elle développe alors un souci maniaque de l'hygiène et de la propreté. Le bacilliphobe ne cesse de prendre des douches et de se laver les mains; il porte des gants en permanence, refuse tout contact physique, nettoie et désinfecte tout…

On parle de TOC quand un tel comportement cause une perte de temps importante (plus d'une heure par jour) ou perturbe les activités habituelles, par exemple le travail, les études ou les relations sociales. Les TOC se traitent habituellement par les psychothérapies cognitivo-comportementales.

Stratégies

En tant que trouble anxieux, l'hypocondrie se traite aussi par des psychothérapies, mais on a constaté dans une étude que le quart des patients abandonnaient le traitement quand ils apprenaient que leur problème était exclusivement d'ordre psychologique. Or, cette reconnaissance est importante pour s'en guérir.

Si vous croyez souffrir d'hypocondrie, les stratégies suivantes pourraient vous aider :

- essayez d'abord de vous convaincre que vous avez un problème d'anxiété; vos efforts devront porter sur la résolution de ce problème plutôt que sur le traitement des symptômes physiques que vous éprouvez ou des maladies dont vous vous croyez atteint;
- interrogez-vous sur vos croyances par rapport aux maladies et remettez-les en question;
- tentez de réduire la fréquence de vos auto-examens (tâtez-vous moins souvent);
- adoptez un régime de vie sain, dans lequel vous ferez une bonne part à une saine alimentation et à l'exercice physique;
- distrayez-vous pour chasser vos pensées obsessionnelles;
- pratiquez la relaxation (voir p. 49) ou la méditation;

- cessez de chercher sur internet à tout bout de champ des informations sur les maladies;
- sautez la rubrique nécrologique dans votre journal;
- demandez à votre médecin un bilan de santé annuel et n'hésitez pas à discuter des résultats avec lui.

LA PEUR DE L'OBSCURITÉ
(achluophobie, kénophobie ou nyctophobie)

La peur de l'obscurité, ou peur du noir, est très courante chez les enfants, mais chez les adultes, elle peut être une véritable phobie, provoquant d'importants malaises physiques. Elle peut être aussi le symptôme d'une angoisse plus généralisée, qui requiert un traitement psychothérapeutique. Certaines personnes deviennent mal à l'aise dès la tombée du jour et n'arrivent pas à dormir dans l'obscurité. Leur sommeil peut être sérieusement perturbé et cette perturbation avoir diverses conséquences fâcheuses sur leur santé.

Il est rare d'être plongé dans le noir totalement. Or, c'est une expérience impressionnante. Au fond d'une grotte par exemple ou en forêt, la nuit, par temps couvert. Les yeux alors ne distinguent rien, même pas le bout des pieds. Le sentiment d'inquiétude profonde et d'insécurité angoissante qui se manifeste rappelle les origines naturelles de cette peur : le stress est un signal d'alerte, le corps se prépare à affronter un danger (par exemple un prédateur à l'affût) dans un environnement qui lui est inconnu.

Évidemment, il n'y a pas de prédateur. Même dans la nature, où les bruits sont particulièrement inquiétants dans l'obscurité, il y a très peu de risque d'être attaqué par une bête sauvage, ours, loup ou autre. Comme dans toute phobie, il faut donc apprendre à faire la part des choses, à combattre les pensées automatiques négatives qui surgissent, à se convaincre qu'il n'y a aucun danger.

Vous pouvez vous désensibiliser de cette peur par l'exposition graduelle à des situations d'obscurité. Commencez chez vous, dans votre propre chambre, en vous y enfermant après avoir tiré les rideaux durant le jour. Que ressentez-vous? La nuit, si vous avez l'habitude de garder l'éclairage allumé, réduisez-en l'intensité progressivement. Vous pouvez aussi faire des expériences dans la nature, par exemple marcher sur une route faiblement éclairée ou pas du tout; ou encore vous enfoncer dans la forêt par une nuit claire, puis par une nuit nuageuse ou sans lune.

LA PEUR DES ORAGES
(cheimophobie, kéraumophobie ou sélaphobie)

Les orages et les tempêtes sont des phénomènes naturels violents qui inspirent la crainte depuis toujours. C'est un fait qu'ils peuvent causer des catastrophes et faire des victimes. La crainte innée que nous éprouvons est un système de défense qui nous pousse à prendre des précautions et à redoubler de prudence. Les enfants sont particulièrement anxieux quand un orage se déchaîne à proximité. Le fracas des coups de tonnerre et les éclairs qui zèbrent le ciel, et souvent les vents violents qui accompagnent l'orage peuvent être réellement terrifiants.

Si vous, adulte, êtes terrorisé comme un enfant, votre peur n'est pas loin d'une phobie. Vous devez éprouver des malaises physiques quand l'orage sévit, et toute stratégie d'évitement est impossible.

Vous pouvez quand même réduire votre niveau d'anxiété si vous connaissez les règles de sécurité en cas d'orage. Vous devez évidemment faire preuve d'un minimum de sang-froid pour les appliquer.

À LA MAISON

- Ne sortez pas à moins que ce soit absolument nécessaire.
- Tenez-vous à l'écart des portes, des fenêtres, des foyers et de tout objet qui est conducteur d'électricité comme les radiateurs, les cuisinières, les éviers, les tuyaux et les canalisations métalliques. Gardez autant de murs que possible entre vous et l'extérieur.
- Ne vous servez pas de matériel électrique ni du téléphone. Utilisez seulement des appareils ménagers à piles.
- Avant que l'orage frappe, débranchez les appareils électriques, y compris les radios et les téléviseurs. N'y touchez pas durant l'orage.

DANS UNE VOITURE

- Vous êtes en sécurité, mais ne stationnez ni près ni en dessous des arbres ou d'autres grands objets qui pourraient se renverser durant l'orage. Méfiez-vous des câbles électriques qui sont tombés et qui pourraient toucher votre auto. Vous êtes en sécurité à l'intérieur, mais vous pourriez recevoir un choc si vous la quittez.

À L'EXTÉRIEUR

- Cherchez un abri si vous pouvez compter 30 secondes ou moins entre un éclair et le coup de tonnerre. Restez à l'abri pendant 30 minutes après le dernier grondement du tonnerre.
- Tenez-vous loin des grands objets comme les arbres, le sommet des collines et les poteaux téléphoniques.
- Si vous êtes sur ou dans l'eau, rentrez ou accostez au plus tôt.
- Ne restez pas dans une flaque d'eau même si vous portez des bottes de caoutchouc.
- Tenez-vous à l'écart des objets conducteurs d'électricité comme les tracteurs, les voiturettes de golf, les bâtons de golf, les clôtures métalliques, les motocyclettes, les tondeuses à gazon et les bicyclettes.
- Évitez de vous trouver à l'endroit le plus élevé d'une zone découverte. Exécuter un élan avec un bâton de golf, tenir un parapluie ou pêcher à la ligne peut faire de vous l'objet le plus élevé dans une zone découverte et vous exposer à la foudre.
- Enlevez vos chaussures si elles sont munies de crampons métalliques.
- Dans une forêt, abritez-vous sous des petits arbres ou des buissons, mais pas en dessous de grands arbres.
- Si vous vous trouvez sur un terrain plat loin d'un abri et que vos cheveux se dressent sur la tête, il se pourrait que vous soyez sur le point d'être

frappé par la foudre. Agenouillez-vous immédiatement, gardez vos pieds ensemble, placez vos mains sur les genoux et penchez-vous. Ne vous étendez pas de tout votre long.

- Si vous êtes en groupe, éparpillez-vous et distancez-vous de plusieurs mètres.

LA PEUR DES PIQÛRES D'INSECTES (cnidophobie, apiphobie)

Les insectes piqueurs que redoutent la plupart des gens sont surtout les abeilles et les guêpes. Les moustiques et les mouches noires sont certes ennuyeux et causent de multiples inconvénients aux amateurs de plein air, mais comme ils sont rarement des vecteurs de maladies infectieuses sous nos latitudes, peu les craignent au point d'en faire une maladie. Avec les abeilles et les guêpes, c'est une autre histoire. Parce que leurs piqûres sont particulièrement douloureuses, parce qu'elles peuvent causer un choc anaphylactique (enflure des voies respiratoires pouvant entraîner la mort par asphyxie), il y a lieu de s'en méfier sérieusement.

Cette peur peut devenir une phobie quand, à la belle saison, elle provoque un véritable état de panique chez certains. Il suffit parfois qu'une guêpe pénètre dans la maison pour que quelqu'un s'affole au point de présenter des symptômes de crise de panique : sueurs, accélération des battements cardiaques, nausées, difficultés respiratoires, sentiment d'impuissance… Dans une automobile, l'intrusion d'un seul de ces insectes peut être encore plus dramatique, allant jusqu'à faire perdre la maîtrise du véhicule et causer un accident. Les apiphobes se privent d'activités en plein air, ne serait-ce que pique-niquer ou manger dehors sur la terrasse, ils ne sortiront pas s'il y a un nid de guêpes à proximité.

Il est compréhensible qu'une personne allergique aux piqûres d'abeilles ou de guêpes soit très craintive, sa peur est fondée et, le plus souvent, elle aura à portée de la main une trousse de secours (solution d'épinéphrine en seringue auto-injectable). Mais, chez les personnes non allergiques, cette peur est irrationnelle.

Point important, il faut savoir distinguer entre les abeilles et les guêpes. Pour bien des gens, il n'y a que des abeilles. Or, ce sont les guêpes qui causent le plus de tort aux humains, surtout parce que, friandes d'aliments gras et sucrés, elles s'invitent à nos repas en plein air et qu'elles construisent volontiers leurs nids à proximité, sinon carrément sur le pourtour, de nos habitations. Les abeilles, elles, butinent les fleurs de nos jardins, ne manifestent pas d'agressivité et ne s'approchent pas des humains.

Une expérience douloureuse (marcher sur un nid de guêpes en forêt, se faire piquer dans une voiture par exemple) peut déclencher une phobie qui durera toute la vie. Il peut être très difficile de s'en débarrasser. La meilleure stratégie reste alors l'évitement. Il faut surtout prendre garde de ne pas attirer les guêpes : ne laissez pas d'aliments à découvert sur la table à pique-nique, couvrez les poubelles et les bacs à recyclage où se trouvent des bouteilles de vin, de jus ou de boissons gazeuses. Si vous apercevez un nid de guêpes non loin de chez vous, n'hésitez pas à faire appel à un exterminateur. En forêt, habillez-vous de la tête aux pieds. Et si une ou des guêpes ont le malheur de vous tourner autour, essayez de maîtriser votre état de panique naissant en évitant tout geste brusque; ne partez surtout pas à courir et ne gesticulez pas dans toutes les directions; gagnez un refuge lentement et le plus calmement possible.

LA PEUR DU SANG (hémophobie)

Environ cinq pour cent des gens (et plus de femmes que d'hommes) deviennent très mal à l'aise ou s'évanouissent carrément à la vue du sang ou à la seule pensée de voir du sang. Ces gens sont particulièrement vulnérables dans les hôpitaux, chez le médecin ou le dentiste, ou au moment d'une prise de sang. Et ils réagissent fort mal quand quelqu'un de leur entourage se blesse ou qu'eux-mêmes sont victimes de légers accidents (coupure, saignement de nez, sang s'écoulant d'une verrue, etc.) : hyperventilation, nausées, anxiété, panique. Certaines femmes vont jusqu'à renoncer à devenir enceintes de peur des hémorragies qui peuvent accompagner un accouchement.

On ne sait pas très bien ce qui cause cette phobie. Certains prétendent qu'il y a là un mécanisme d'autodéfense naturel visant à limiter la perte de sang ou, par la réaction vasovagale (évanouissement), à éloigner les prédateurs. Quoi qu'il en soit, on constate que souvent cette peur est héréditaire ou la conséquence d'un traumatisme (accident avec hémorragie abondante). Elle apparaît généralement durant l'enfance.

Cette phobie peut être grave si elle empêche quelqu'un de recevoir des traitements médicaux ou de passer des tests sanguins.

Stratégies

- Reconnaissez cette phobie et ne soyez pas gêné ou honteux d'en prévenir votre entourage et les professionnels de la santé qui vous traitent. Ceux-ci ont d'autres patients qui souffrent de la même phobie et sauront vous aider.

- Essayez de dissocier l'effet que vous fait la perte du sang chez les autres et chez vous. Dans le premier cas, il n'y a aucun danger pour vous. Dans le second, sachez que les hémorragies ou pertes de sang sont généralement très bénignes et sans aucune conséquence sur votre santé. Dans le cas d'une prise de sang, le prélèvement est minime par rapport à la quantité totale de sang qui circule dans votre corps. Il y en a de quatre à six litres, or on vous en retire au plus quelques millilitres lors d'un prélèvement. Et ceux qui font des dons de sang n'en fournissent pas plus que 450 ml à la fois.
- Au moment d'un prélèvement, respirez bien, pratiquez une technique de relaxation au besoin, et fermez les yeux ou regardez ailleurs quand on vous enfonce l'aiguille dans le bras. Prenez le temps de récupérer ensuite, et ne partez pas tant que vous ne vous sentez pas très bien.
- Comme pour toute phobie, il y a moyen de se désensibiliser graduellement. Cela peut paraître ridicule, mais vous pouvez vous familiariser avec la vue du sang en regardant des films d'horreur. Il y a peut-être des scènes que vous ne pourrez pas regarder les premières fois, mais donnez-vous l'objectif d'y parvenir un jour. Un autre moyen consiste à donner un coup de main quand quelqu'un se blesse et est victime d'une légère hémorragie. Vous pouvez par exemple faire un garrot ou appliquer un pansement. Si vous vous concentrez sur ce que vous faites, vous oublierez la présence du sang.

LA PEUR DES SERPENTS
(erpétophobie ou ophiophobie)

Il est curieux que, dans des pays où il y a peu de serpents et pratiquement aucune espèce venimeuse, des gens aient peur des serpents. C'est pourtant le cas, et l'idée même de faire face à un serpent ou à une couleuvre terrorise certaines personnes. Simple dégoût? Peut-être, mais certainement une peur très irrationnelle. Certains chercheurs prétendent qu'il s'agit d'une phobie d'ordre génétique, d'autres soulignent que dans l'enfance, l'image symbolique du serpent, associée au diable ou au mal, a pu imprégner l'esprit au point de causer une peur maladive de tous les reptiles.

Au Canada, il n'y a qu'une seule espèce venimeuse, le serpent à sonnettes massassauga, qui vit dans la région des Grands Lacs, plus précisément dans le secteur de la baie Georgienne. Si vous êtes erpétophobe, trouvez un autre endroit pour vos vacances. Par ailleurs, si vous craignez les couleuvres parce que vous habitez ou séjournez à la campagne, vous pouvez essayer de vous «désensibiliser» vous-même par la méthode d'exposition progressive. Vous pouvez commencer par regarder des images de serpents, puis aller en voir dans des zoos, enfin en observer (couleuvres) dans la nature et, au stade ultime, les prendre dans vos mains.

Si jamais vous voyagez dans des contrées où il y a des serpents venimeux, vous devrez prendre certaines précautions : portez un pantalon long et des bottes hautes. Mais sachez que la plupart des serpents, venimeux ou non, ne sont pas agressifs à moins qu'ils ne soient surpris ou ne se sentent menacés. Si vous avez la moindre tendance à l'erpétophobie, vous ferez certainement tout pour les éviter.

Chapitre 6

PEURS ET PHOBIES CHEZ LES ENFANTS

Il est normal que les enfants entretiennent toutes sortes de peurs. Les peurs font partie de leur développement, et les plus irrationnelles (les monstres sous le lit, par exemple) passent avec l'âge. D'autre subsistent comme des réactions saines à des situations qui peuvent être réellement menaçantes, même pour les adultes (les orages, par exemple). Un enfant qui a peur des chiens sera sans doute plus prudent en présence d'une de ces bêtes, mais la chose peut se compliquer s'il entretient cette peur à mesure qu'il croît. C'est alors que sa peur naturelle peut se transformer en phobie.

Les adultes qui composent l'entourage immédiat des enfants sont parfois portés à analyser les peurs infantiles comme excessives ou exagérées. Il est pourtant essentiel de ne pas en diminuer l'importance ou de les ignorer, car les réactions de peur ou de terreur font partie intégrante de leur développement et peuvent servir à leur éducation. Tenir compte de ces peurs et apprendre aux enfants à bien les gérer contribuent à faire en sorte qu'elles n'évoluent pas vers des troubles de comportement ou de personnalité quand ils parviendront à l'adolescence ou à l'âge adulte.

ÉVOLUTION DES PEURS

Les peurs chez les enfants se modifient au cours de leur développement. On a identifié quatre phases bien précises.

1. Les premières frayeurs, qui se produisent avant l'âge de trois ans, sont principalement causées par l'apprentissage du connu et de l'inconnu. Dès l'âge de 10 mois, l'enfant est capable de distinguer le connu et apprend à s'y réconforter, alors qu'il commence à craindre l'inconnu, spécialement si celui-ci lui semble particulièrement grand ou bruyant.
2. Entre deux et quatre ans, il connaît surtout des peurs passagères, particulièrement en présence d'animaux comme les chiens. Il peut s'agir aussi de la peur des orages ou du médecin.
3. De trois à six ans, il commence à s'inventer un monde imaginaire très élaboré où la réalité et l'irréalité peuvent se confondre. Une étude a montré que 75 % des enfants de maternelle ont peur des fantômes ou des croque-mitaines, mais que ce pourcentage diminue à 50 % en deuxième année et à 5 % en sixième.
4. Entre six et douze ans, la crainte des monstres imaginaires est remplacée par des dangers bien réels tels les tremblements de terre, les accidents routiers, les incendies et les meurtres. Par contre, les enfants n'ont pas la maturité émotive et intellectuelle nécessaire pour être parfaitement conscients des dangers réels qui pourraient les menacer. Ils peuvent très bien s'imaginer qu'un criminel qui vient de s'évader choisira leur famille comme prochaine victime, mais ne pas se méfier du tout d'un adulte pédophile de leur entourage.

PROVENANCE DES PEURS

Beaucoup de peurs enfantines naissent à la suite d'expériences traumatisantes. Il peut s'agir d'une morsure causée par un animal domestique, d'un accident ou tout simplement d'un effet de surprise. Par exemple, le chien du voisin qui surgit brusquement devant l'enfant ou encore la vue du père Noël qu'un tout-petit rencontre pour la première fois.

Un enfant peut aussi être enclin à développer une peur par suite de la réaction de personnes qui sont importantes dans sa vie. Par exemple, une mère arachnophobe (qui a peur des araignées) peut, par sa réaction, enseigner à l'enfant que les araignées sont à craindre et qu'il faut les éviter à tout prix. Les enfant apprennent en observant leur entourage et s'imprègnent des émotions de ceux ou celles qui s'occupent de lui. Si un adulte manifeste une réaction d'effroi ou de recul à la vue d'un animal, s'il prend panique en entendant un coup de tonnerre, s'il est incapable de se maîtriser dans certaines situations inquiétantes (ou qu'il perçoit telles), il y a de fortes chances que l'enfant intègre cette peur.

BIEN RÉAGIR AUX PEURS DES ENFANTS

La psychologue Isabelle Falardeau et ses collègues Jocelyne Martin et Céline Poulin ont publié un ouvrage intitulé *Le bébé en garderie* (Presses de l'Université du Québec, 1992), destiné aux éducatrices qui s'occupent d'enfants âgés de trois à trente mois. Elles écrivent dans la préface : « Un bébé c'est un être ingénieux qui a de grandes forces malgré sa délicatesse. Les enfants possèdent tout ce qu'il faut pour apprivoiser leurs peurs. Il faut seulement leur en laisser la chance et le temps. Et les y aider. »

Les auteures abordent ainsi les réactions des adultes face aux peurs des petits enfants : « Nous, les adultes, sommes tellement démunis devant la peur d'un enfant et c'est normal. La peur est l'une des émotions les plus viscérales qu'un être humain puisse éprouver. Plus troublante encore que la colère. Un enfant qui a peur ressent une émotion très intense, physique même (accélération des battements du cœur, jambes tremblantes, etc.) mais, contrairement à nous, il ne comprend pas ce qui lui arrive. Il ne peut pas "nommer" sa peur. Il est perdu, déconcerté.

« Face à ce désarroi, nous devenons mal à l'aise, nous nous sentons impuissants. Pour remédier à la situation, le premier réflexe qui nous vient, c'est de surprotéger. Mais surprotéger l'enfant, c'est lui envoyer le message suivant : il ne faut pas avoir peur. Ce que tu ressens n'est pas correct. L'enfant en déduira qu'il ne devrait pas réagir ainsi, bref, que ce n'est pas acceptable socialement d'exprimer sa peur.

« Mais au contraire! C'est normal d'avoir des émotions, de les vivre, et la peur fait partie de ces émotions. Certaines peurs sont là depuis la naissance ou presque : la peur des bruits, du vide, des hauteurs, des mouvements brusques, etc. Ces peurs sont innées, voire instinctives; elles nous gardent aux aguets pour nous permettre de survivre. »

Si l'enfant craint les chiens, il ne faut pas le forcer à les toucher ou à s'en approcher. Par contre, l'adulte peut caresser l'animal devant lui. L'enfant, qui apprend par mimétisme, retiendra qu'il est possible d'approcher un chien sans que ce soit dangereux. L'adulte devient alors un modèle de comportement et l'enfant aura, par la suite, une réaction probablement différente de celle qu'il avait auparavant.

Toute intervention d'un adulte face aux peurs d'un enfant doit ainsi favoriser le développement de sa maîtrise de lui-même. Apprendre à maîtriser ses peurs est, pour un enfant, l'occasion de grandir, de développer son identité et de prendre le contrôle de son univers.

Si les circonstances s'y prêtent, il faut laisser les enfants se prouver qu'ils sont capables de se sortir par eux-mêmes de situations problématiques. Disons que votre enfant s'est coincé dans un tunnel de terrain de jeu et qu'il s'est mis à pleurer. Vous devez bien sûr vérifier qu'il n'est pas en danger (vous devez intervenir s'il donne des signes d'étouffement), mais au lieu de vous précipiter pour le sortir de sa mauvaise passe, encouragez-le à faire un effort pour qu'il se dégage par lui-même. Guidez-le en lui disant exactement quoi faire Cette mauvaise expérience lui sera beaucoup plus profitable s'il s'est sorti tout seul du pétrin. Il sera fier et son sentiment de compétence sera renforcé.

Face aux peurs d'un enfant, il n'est pas toujours facile de trouver la juste mesure. La règle d'or, c'est d'être là, d'être présent, d'écouter et de rassurer. Mais attention! Sous prétexte de favoriser le développement d'un enfant, il ne faut pas négliger les précautions, la prévention. Il ne faut surtout pas l'exposer à des dangers réels.

Il faut parfois choisir ses mots judicieusement quand on parle à un enfant. Comme la vie quotidienne comporte des dangers bien réels pour lui, il doit en être bien conscient pour éviter de devenir trop téméraire, mais tout est dans la manière de le mettre en garde. Lui dire que c'est dangereux sur un ton alarmant ou lui interdire carrément de s'approcher d'un lieu peut lui inculquer une peur qui le limitera dans ses explorations, donc dans son développement. Évidemment, il n'est pas question de renoncer aux précautions qui s'imposent, mais il faut que l'enfant puisse en arriver à prendre lui-même conscience du danger. En ce sens, les mises en garde doivent être positives. Entre «je te défends d'y aller parce que tu vas tomber» et «n'y va pas parce que tu pourrais tomber», il y a toute une nuance.

Bien que la plupart des peurs infantiles s'estompent au fur et à mesure que les enfants grandissent, certaines peuvent persister. Les raisons qui expliquent ce phénomène sont souvent inconnues, mais les réactions des parents pourraient bien en être la cause.

À faire et à éviter

À faire

- Apprenez à accepter les peurs des enfants comme des manifestations normales.
- Faites en sorte que l'enfant puisse exprimer ses peurs et discutez-en avec lui sans qu'il craigne d'être puni ou ridiculisé.
- Provoquez des situations où l'enfant pourra s'approcher progressivement de l'objet de sa peur.
- Chaque petit progrès de l'enfant visant à maîtriser sa peur doit lui être souligné dans le but de l'encourager à persévérer.
- Surveillez les émissions de télévision qui fascinent l'enfant, car certains thèmes pourraient susciter une certaine anxiété chez lui.
- Apprenez à maîtriser vos propres comportements et votre langage, car vous servez de modèle. Il faut être prudent et ne pas provoquer de peurs inutiles.
- Pour les enfants de trois à six ans, les histoires où les héros triomphent des monstres et des méchants sont importantes. Racontez-leur de telles histoires, car ils s'identifieront aux héros et imagineront qu'ils sont capables, eux aussi, de vaincre les monstres et les méchants qui leur font peur.
- À partir de six ans, l'enfant peut apprendre à évaluer lui-même les risques de danger réel. Montrez-

lui des livres où il est question de catastrophes naturelles et insistez sur le fait que ces phénomènes se produisent très rarement et qu'ils ne sont pas nécessairement une menace constante.

À éviter

- Ne laissez pas un enfant se soustraire à l'objet de sa peur. Une telle réaction pourrait incruster dans son esprit que ses craintes sont fondées.
- Évitez de confronter un enfant de façon trop directe avec l'objet de sa peur. Maîtriser une peur, quelle qu'elle soit, doit se faire de façon progressive.
- N'ignorez pas les peurs d'un enfant, et évitez de le punir ou de l'humilier.
- Évitez de dramatiser une situation ou de surprotéger l'enfant. La surprotection lui signale qu'il a bien raison d'avoir peur.
- Évitez d'exposer un enfant à des querelles conjugales. Celles-ci sont souvent à l'origine de terreurs infantiles, car l'enfant considère fréquemment qu'il est responsable de ce genre de conflit entre adultes.

Agir de concert

Tous les adultes formant l'entourage d'un enfant doivent s'entendre sur la façon de réagir quand un enfant manifeste de la peur. Que les liens soient familiaux ou non, il est indispensable qu'il y ait concertation. Dès l'inscription dans une garderie, par exemple, on doit informer le personnel des peurs du bébé. Tous les bébés sont effrayés par au moins une chose et il est essentiel que la personne qui prend un bébé en charge (gardienne ou éducatrice) sache comment ce dernier réagit lorsqu'il est apeuré, comment ses parents s'y prennent pour le calmer.

Bien que la plupart des peurs ne perdurent pas, les chances qu'elles s'estompent rapidement s'accroissent si l'adulte concerné prend le temps d'écouter ou de rassurer l'enfant. Dès un an, à l'âge où apparaît la peur de l'abandon, un poupon craintif et désorienté se calmera plus facilement si la personne en charge est sensible à sa peine et lui parle doucement. Dans un tel contexte, la situation ne risque pas de s'éterniser.

Les enfants ont besoin de la présence rassurante d'un adulte pour les aider à apprivoiser leurs peurs. Certains enfants qui ne peuvent bénéficier de cette présence auront plus de difficultés à surmonter leurs craintes. Par contre, il ne faut pas couver l'enfant et agir à sa place. Il faut l'aider en lui montrant que tout le monde peut surmonter ses peurs et que lui-même a tout ce qu'il faut pour venir à bout des obstacles.

QUAND LA PEUR DEVIENT PHOBIE

Il a été question des peurs de l'enfant jusqu'à maintenant, mais il s'agissait de peurs qui font partie de son développement naturel et qui sont même indispensables à celui-ci. L'enfant devrait donc normalement apprendre à distinguer les peurs qui n'ont pas de fondement réel de celles qui constituent un signal d'alerte et lui commandent de se préparer à affronter un vrai danger. Mais cette distinction ne se fait pas toujours, et certaines peurs irrationnelles peuvent perdurer ou s'intensifier pour se transformer en phobies. Dans certains cas, les phobies d'enfance se prolongeront et affecteront la personne quand elle sera adulte.

Comme tout adulte en proie à une phobie, l'enfant met au point des stratégies défensives pour lutter contre celle-ci et réduire son anxiété. Or, plus la phobie se prolonge, plus les stratégies se raffinent et risquent d'aggraver la phobie. Il y a là une spirale qui rendra le traitement beaucoup plus difficile des années plus tard.

Émergence

Comment apparaissent les phobies chez les enfants? Une phobie peut survenir au moment où un enfant n'a aucune méfiance face à un objet ou à une situation qui soudain le menace et l'agresse au point de le perturber profondément sur le plan émotionnel. Il se peut qu'un traumatisme physique soit en cause (par exemple, une morsure de chien), mais la blessure psychologique dure plus longtemps et risque de générer très longtemps des pensées automatiques négatives reliées à l'objet ou à la situation d'origine. L'intensité de l'anxiété que ressent un enfant en présence d'un objet ou d'une situation phobogène peut l'amener à anticiper la venue d'une angoisse qui se répercutera de façon permanente sur son comportement.

On a observé des phobies multiples chez des enfants profondément timides qui appréhendaient toutes sortes de situations et qui manifestaient des états dépressifs. Ces phobies ont pu être associées à des troubles profonds de la personnalité qui ont mis des années à se développer.

Évolution et détection

La plupart des phobies infantiles se dissipent vers l'âge de huit ans, mais certains enfants conservent des conduites phobiques jusqu'à l'adolescence et même jusqu'à l'âge adulte. Il est donc indispensable de réagir le plus tôt possible dès qu'un comportement phobique sérieux est décelé chez un enfant, car cette situation risque de nuire à son développement et pourrait avoir une influence néfaste au cours de sa vie adulte.

Au-delà des peurs normales comme la crainte d'un animal, les phobies sont cependant difficiles à déceler chez les enfants, car elles se développent lentement et les indices ne sautent pas nécessairement aux yeux. Ce développement insidieux peut cependant être freiné par une bonne communication avec l'enfant et par l'observation de son comportement en général.

Apprendre à son enfant à livrer ses états d'âme est assurément la meilleure façon pour un adulte de «partager» son développement et lui procurer une présence rassurante lorsqu'il ressent le besoin d'exprimer ses appréhensions. Il se peut toutefois que la phobie même dont il souffre l'empêche de communiquer ou de se confier. C'est le cas de la phobie sociale, cette phobie complexe qui par définition même pousse celui qui en est atteint à fuir, à se retirer ou à se mettre en marge.

Prenons l'exemple d'un enfant plutôt timide qui se retrouve pour la première fois parmi des enfants qui lui sont étrangers. L'inconfort qui l'envahit et la légère augmentation de son rythme cardiaque, par exemple, ne suffiront probablement pas à déclencher chez lui un état d'alerte susceptible le faire fuir ou même d'y songer. Il demeurera présent dans le groupe et subira tous les désagréments mineurs (pour le moment) que sa phobie sociale naissante lui impose. Par contre, une fois à l'abri chez lui, dans sa famille, cette mauvaise expérience lui reviendra en mémoire, et la crainte de se trouver de nouveau dans cette situation prendra de l'ampleur. La phobie sociale s'installe alors insidieusement sans qu'il y ait apparence de changement de comportement aux yeux des parents. Ce changement viendra plus tard, progressivement, et ce n'est qu'alors que les parents se rendront compte qu'il y a un problème. L'enfant cherchera par exemple à éviter de se trouver parmi d'autres enfants en feignant un mal de ventre. Ou il deviendra soudainement plus nerveux à l'approche du moment redouté. Ou encore il se repliera sur lui-même à l'approche d'une sortie imposée. Les manifestations peuvent être multiples.

Les parents doivent se montrer très vigilants pour pouvoir déceler une phobie complexe comme la phobie sociale. Naturellement, plus on pourra traiter la phobie tôt dans le développement de l'enfant, meilleures seront les chances que les conséquences n'en seront pas dévastatrices.

CONCLUSION

Les phobies, tout particulièrement les phobies complexes comme le trouble panique avec agoraphobie et la phobie sociale, peuvent empoisonner toute une existence. Heureusement, il n'est pas de phobie incurable ou dont on ne puisse atténuer les symptômes afin de vivre une vie normale.

Si la recherche des causes peut être complexe, des stratégies comme l'exposition graduelle en vue d'une désensibilisation s'avèrent souvent efficaces. Que cette stratégie soit mise à l'épreuve dans le cadre d'une thérapie cognitivo-comportementale ou à la propre initiative du sujet, qu'elle soit encadrée et supervisée par des professionnels ou menée en compagnie de connaissances ou au sein d'un groupe d'amis, elle a toujours pour but de surmonter l'anxiété profonde qui caractérise les phobies, sinon de la faire disparaître.

La règle d'or est toutefois la patience et la persévérance. Le chemin vers la guérison peut être long, mais chaque petit pas compte. Si vous gardez ce principe en tête, vos chances de parvenir au but que vous vous êtes fixé, soit vous défaire de votre phobie, n'en seront que meilleures.

Annexe

TOUTES LES PHOBIES (ou presque)

Acarophobie :	peur des parasites de la peau
Acérophobie :	peur de ce qui a un goût sur, acide
Achluophobie :	peur de l'obscurité
Achmophobie ou aichurophobie :	peur des objets pointus
Acrophobie :	peur des hauteurs
Aérophobie :	peur de l'avion ou peur des courants d'air
Agoraphobie:	peur des grands espaces, des foules, des lieux publics
Ailourophobie, ailurophobie ou galéphobie :	peur des chats
Akousticophobie :	peur des sons
Algophobie :	peur de la douleur
Altophobie :	peur de l'altitude
Amatophobie :	peur de la poussière
Amaxophobie :	peur en voiture
Ancraophobie ou anémophobie :	peur du vent
Androphobie ou anthropophobie :	peur, aversion des hommes

Anginophobie :	peur d'être victime d'une angine de poitrine (parfois : peur de l'étroitesse)
Anthophobie :	peur des fleurs
Antlophobie :	peur des inondations
Apéirophobie :	peur de l'infini
Apiphobie :	peur des abeilles et des guêpes
Apopathodiaphulatophobie :	peur de la constipation
Arachnophobie :	peur des araignées
Armatophobie :	peur de la poussière
Ascensumophobie :	peur des ascenseurs
Asthénophobie :	peur de la faiblesse
Astrapéphobie, astraphobie ou straphobie :	peur de la foudre, des éclairs
Astrophobie :	peur des étoiles
Atélophobie :	peur de l'imperfection
Atéphobie :	peur de la ruine
Aulophobie :	peur des flûtes
Aupniaphobie :	peur de l'insomnie
Aurophobie :	peur de l'aube
Auroraphobie :	peur des aurores boréales
Authophobie :	peur de la solitude
Autocheirothanatophobie :	peur du suicide
Autodysosmophobie :	peur de répandre des mauvaises odeurs
Autographophobie ou graphophobie :	peur d'écrire
Ballistophobie :	peur des missiles
Barophobie :	peur de la gravité (pesanteur)
Basophobie ou batophobie :	peur de marcher (causant une chute)

Bathophobie :	peur des profondeurs
Batracophobie :	peur des reptiles
Bélouéphobie, bélonéphobie ou bélénophobie :	peur des épingles, des aiguilles
Bibliophobie :	peur des livres
Bitrochosophobie ou cyclophobie :	peur de la bicyclette
Blemmophobie :	peur du regard d'autrui
Biennophobie ou myxophobie :	peur de la vase
Brontophobie :	peur du tonnerre
Cancérophobie ou carcinophobie :	peur du cancer
Cardiophobie :	peur des maladies cardiaques
Carpophobie :	peur des fruits
Chætophobie :	peur des cheveux
Cheimatophobie :	peur du froid
Cheimophobie :	peur des orages, des tempêtes
Chérophobie :	peur de la gaieté
Chionophobi :	peur de la neige
Chromophobie :	peur des couleurs
Chrométophobie :	peur de l'argent
Chronophobie :	peur de la durée, du temps
Claustrophobie :	peur des espaces clos
Climacophobie :	peur des escaliers
Clinophobie :	peur de se mettre au lit
Cnidophobie :	peur des piqûres d'insectes
Coprophobie :	peur des excréments
Créatophobie :	peur de la viande, du sang
Cremnophobie :	peur des précipices
Cristallophobie :	peur des cristaux
Cryophobie :	peur de la glace, du froid

Crystallophobie :	peur du verre
Cymophobie :	peur des mers agitées
Cynophobie :	peur des chiens
Décidophobie :	peur de prendre une décision
Démonophobie :	peur des démons
Démophobie :	peur des foules
Dendrophobie :	peur des arbres
Dermatophobie ou scaléophobie :	peur des maladies de la peau
Dextrophobie :	peur de ce qui est à droite
Diabétophobie :	peur du diabète
Diaprophobie :	peur de la transpiration
Diképhobie :	peur de la justice
Doraphobie :	peur de la fourrure
Dromophobie :	peur de traverser la rue
Dysmorphophobie :	peur d'une difformité physique
Eisophobie :	peur des miroirs
Élainophobie :	peur de l'huile
Élektrophobie :	peur de l'électricité
Éleuthérophobie :	peur de la liberté
Émétophobie :	peur de vomir
Enduophobie :	peur de s'habiller
Énétéphobie :	peur des épingles
Entomophobie :	peur des insectes
Eosophobie :	peur de l'aube
Épidémiophobie :	peur des épidémies
Érémitophobie :	peur de la solitude
Éreutophobie ou érythrophobie :	peur de rougir en public
Ergophobie :	peur du travail
Erpétophobie ou herpétophobie :	peur des serpents

Gamétophobie :	peur du mariage
Génophobie :	peur du sexe
Géniophobie :	peur du bavardage
Géphykrophobie :	peur de franchir les ponts
Gérontophobie :	peur de vieillir
Geumatophobie :	peur du goût
Glossophobie :	peur des maladies de la langue
Gonoccophobie :	peur de la blennorragie (infection des organes génito-urinaires)
Gymnophobie :	peur de la nudité
Gynécophobie ou gynéphobie :	peur des femmes
Haptophobie :	peur de toucher
Harpaxophobie :	peur des voleurs
Hédonophobie :	peur du plaisir
Héliophobie :	peur du soleil
Hématophobie :	peur du sang
Hodophobie :	peur des voyages
Homichlophobie :	peur de la brume
Homilophobie :	peur des sermons
Homophobie :	aversion pour les homosexuels
Horméphobie :	peur des chocs
Hyalophobie :	peur du verre
Hydrophobie :	peur de l'eau
Hygrophobie :	peur de l'humidité
Hylophobie :	peur des forêts
Hypégiaphobie :	peur des responsabilités
Hypnophobie :	peur du sommeil
Hypocondrie :	peur obsessionnelle des maladies
Hystérophobie :	peur de devenir hystérique
Iatrophobie :	peur des médecins
Idéophobie :	peur des idées

Kaïnotêtophobie :	peur de la nouveauté
Kakorraphiaphobie :	peur de la faillite
Katagélophobie :	peur du ridicule
Kathisophobie :	peur de s'asseoir
Kénophobie ou kénonauphobie :	peur de l'obscurité
Keptophobie :	peur du vol
Kéraunophobie :	peur des orages
Kinéthophobie :	peur du mouvement
Kleptophobie :	peur de devenir voleur
Koniphobie :	peur de la poussière
Kopophobie :	peur de la fatigue
Koréphobie, pédiophobie ou plangonophobie :	peur des poupées
Kyphophobie :	peur de se voûter
Lachanophobie :	peur des légumes
Lalophobie :	peur des discours
Leucosélophobie :	peur de la page blanche
Leukophobie :	peur du blanc (la couleur)
Lévophobie :	peur de ce qui est à gauche
Limnophobie :	peur des lacs
Linonophobie :	peur des ficelles
Logophobie :	peur de parler en public
Lyssophobie, phrénophobie ou maniaphobie :	peur de devenir fou
Machairophobie :	peur des couteaux, des armes blanches
Mastigophobie :	peur de la flagellation
Mathophobie :	peur des mathématiques
Méchanophobie :	peur de la machinerie
Métallophobie :	peur des métaux

Météorophobie : peur des météores
Méthyphobie : peur des boissons alcooliques
Microbiophobie ou bacilliphobie : peur des microbes
Mnémophobie : peur des souvenirs
Monophobie : peur d'être seul
Musicophobie : peur de la musique
Musophobie : peur des souris
Mysophobie : peur de la poussière

Nécrophobie : peur des morts, des cadavres
Nélophobie : peur du verre
Néphobie : peur de l'inédit
Néphophobie : peur des nuages
Nosophobie ou pathophobie : peur de la maladie
Nucléomitiphobie : peur de la bombe atomique
Nudophobie : peur de la nudité
Numérophobie : peur des numéros
Nyctalophobie, nyctophobie ou nyctaphobie : peur de la nuit, de l'obscurité

Ochlophobie : peur des foules
Ochophobie : peur des véhicules
Odontophobie : peur d'avoir mal aux dents
Oïcophobie : peur des maisons
Olfactophobie : peur de l'odorat
Ombrophobie : peur de la pluie
Ommétaphobie : peur des yeux
Onéirophobie ou onirophobie : peur des rêves
Onomatophobie : peur d'entendre prononcer un nom ou un mot

Ophiophobi :	peur des serpents
Optophobie :	peur d'ouvrir les yeux
Ornithophobie :	peur des oiseaux
Orophobie :	peur des lieux en pente, des montagnes
Ouranophobie :	peur du ciel
Pantophobie :	peur de tout (imprécis)
Parthénophobie :	peur des jeunes filles
Patroiophobie :	peur de l'hérédité
Peccatophobie :	peur du péché
Pédiphobie :	peur des enfants ou des poupées
Péladophobie :	peur des personnes chauves
Péniaphobie :	peur de la pauvreté
Phagophobie :	peur d'avaler
Pharmacophobie :	peur des médicaments
Phantasmophobie :	peur des fantômes
Phigérophobie :	peur d'étouffer
Phobophobie :	peur d'avoir peur
Phonéophobie :	peur de tuer
Phonophobie :	peur de parler à haute voix
Photophobie :	peur de la lumière
Photoangiophobie :	peur des lumières éblouissantes
Phonémophobie :	peur de réfléchir
Phtysiophobie :	peur de la tuberculose
Physiophobie :	peur d'une anomalie du fonctionnement corporel
Pnigophobie :	peur de l'étouffement, de l'étranglement
Pogonophobie :	peur des barbes
Poinéphobie :	peur des châtiments
Polyphobie :	peur de plusieurs choses
Ponophobie :	peur du travail
Pornophobie :	peur des relations sexuelles, de la sexualité
Potamophobie :	peur des cours d'eau

Potophobie :	peur de boire
Psychopathophobie :	peur de devenir psychopathe
Ptéronophobie :	peur des plumes
Pyrophobie ou focophobie :	peur du feu
Rupophobie :	peur de la saleté
Rypophobie :	peur de la souillure
Satanophobie :	peur du démon
Sciophobie :	peur des ombres
Scopophobie :	peur d'être vu
Sélaphobie :	peur des éclairs
Sélénophobie :	peur de la lune
Sidérodromophobie :	peur des trains, de voyager en train
Sidérophobie :	peur des étoiles
Sinophobie :	aversion pour les Chinois et ce qui est chinois
Sitiophobie ou sitophobie :	peur de la nourriture
Sociophobie :	peur des relations sociales
Spélainophobie :	peur des grottes et des sous-sols
Spermatophobie :	peur des microbes
Srygiophobie ou stygiophobie :	peur de l'enfer
Statophobie ou stasophobie :	peur d'avoir à rester debout
Syphilophobie ou gonophobie :	peur des maladies vénériennes
Tachophobie :	peur de la vitesse
Taphophobie :	peur d'être enterré vivant
Téléphonophobie :	peur du téléphone, d'avoir à téléphoner
Tératophobie :	peur des monstres

Thallassophobie :	peur de la mer
Thanatophobie :	peur de la mort
Thasophobie :	peur de rester inactif
Théophobie :	peur de Dieu
Thermophobie :	peur de la chaleur
Thixophobie :	peur du toucher
Tocophobie :	peur de l'enfantement
Topophobie :	peur des lieux géographiques
Toxicophobie :	peur des poisons
Traumatophobie :	peur des blessures
Trémophobie :	peur de trembler
Tricophobie :	peur des cheveux, des poils
Triskaïdékaphobie :	peur du nombre 13
Tryponophobie :	peur des vaccins
Tuberculophobie :	peur de la tuberculose
Uranophobie :	peur des cieux
Urinophobie :	peur d'être pris par l'envie d'uriner
Vermiphobie :	peur des vers
Villophobie :	peur des bêtes velues
Xénophobie :	aversion pour les étrangers, peur de ce qui est étranger
Zélophobie :	peur de la jalousie
Zoophobie :	peur des animaux

TABLE DES MATIÈRES